りんごが教えてくれたこと

食べて気持ちいい!「しあわせごはん」メソッド

12のワーク

会代表理事

JN221510

みらい PUBLISHING

はじめに

子どもはかわいいけれど、ついイライラして声を荒げてしまう、そんな親御さんはいませんか？

「早く支度しなさい、早く食べなさい」とせかしてしまう

「なんでできないの？　なんで学校行けないの？」と責めてしまう

「ちゃんと食べなさい、ちゃんと宿題やりなさい」と強要してしまう

日々の食事や健康のこと、学校や勉強のこと、成長や発育のこと……。

子育ての悩みは挙げたら切りがありません。

多くの親たちは、このイライラしている状態や様々な悩みから抜け出したい、穏やかになりたいと願っています。そんなイライラなどのこころの悩みに応えたいと思い、私が開発したのが食とこころからアプローチする「しあわせごはん」メソッドです。

「えっ？　ごはんで子育てのイライラや悩みが解決できるの？」と思った方もいるかもしれません。

その気持ち、よくわかります。何も知らなかったときの私がそうでしたから。かつての私のように「ごはん（食）とイライラ（感情）」の関係についてよくわからないという方のために、本書では「食とこころ」について、わかりやすくお伝えしていきます。

実はこの「しあわせごはん」メソッドは、私が主宰する料理教室に通うお母さんたちを意識して作られたものです。同時に私自身の「食とこころ」の悩みを解決してきた最強のメソッドでもあります。

メソッドの全容を記した本章に入る前に、自己紹介をさせてください。

私は料理講師であり、食とこころの専門家レシピセラピスト®協会代表の松井延子と申します。

20代で3年ほど調理師の仕事を経験。30代、フリーのコピーライター時代に、膀胱炎や胃腸不良になったことをきっかけに食の世界に入りました。

当時は歩いているだけで息切れするほど体力がなく、辛い日々を送っていたのですが、マクロビオティックや薬膳などを学んで食を整え、わずか3ヶ月で体調が回復。その後38歳で長男を出産、43歳で次男を自宅出産するほど元気になりました。

料理講師としては、2009年から都内で離乳食・幼児食の料理教室を開設。これまでに1800組以上の親子をサポートしてきました。

2020年に、新型コロナウイルスの感染対策を余儀なくされてから、対面での料理教室の開催ができなくなりました。この後、私に何ができるかを真剣に悩んだ結果、こんな時期だからこそできるオンライン講座を充実させていこうと決めました。

現在は「食とこころ」をベースにしたレシピセラピスト®養成講座に力を入れ、全国で認定講師が活躍できるようになっています。

この「食とこころ」のメソッドを、多くの親御さんたちに届けたいと、わかりやすく紐解いたのが、本書です。

日々イライラして穏やかにすごせない、悩み多きお母さんたちに対して、「肩の力を抜いて大丈夫！　食とこころを整えてしあわせになれるよ！」という思いを伝えたく、「応援歌」を贈るような気持ちで綴りました。

具体的にどんな方におすすめかというと、例えば離乳期や幼児期のお子さんを持つ親御さんなら

・食べない、食べムラが気になる。
・ついイライラしてしまう。
・食の情報が多すぎて、何を選んでいいのかわからない。

・子どもの成長や発達が心配。など

小学生以上のお子さんを持つ親御さんなら、
・偏食や栄養の偏りが気になる。
・ゲームなど好きなことばかりしている。
・お小遣いでお菓子を買い食いする。
・反抗期で対話がうまくできない。など

これらの悩みを解決するためには、食だけでなく、こころへのアプローチも大事になります。なぜそういい切れるかというと、食にこだわりすぎて、逆に子育てが辛くなっていく方たちに出会うからです。

実は私自身も、そんな悩み多き親でした。長男が3歳くらいのとき「からだに良いもの」にこだわるあまり、友達との外食や持ち寄りパーティなども楽しめなくなり、気づいたときには食べることを純粋に楽しめなくなっていました。

このままでは子どもに対して悪影響を与えてしまうと思い、こころを整えることを決意。呼吸法や瞑想など、こころ（マインド）の学びを実践し「食とこころ」の双方からアプローチできるようになりました。

このメソッドを実践する上で一番大事なことは、まずはお母さんのこころが満たされ、しあわせになること。家族の中心であるお母さんが日々、しあわせになることで、そのエネルギーが子どもや夫に伝わり、家族みんながしあわせになっていきます。

方法はとても簡単です。

・誰でもできる和食の知恵を日常に取り入れること。

・しあわせを感じる力「しあわせ感度」を高めること

この2つを中心に、日常で無理なく取り入れられる方法をお伝えします。
例えば、スーパーで購入できる、からだにやさしい食材や調味料の選び方。
「しあわせごはん」の診断チェックと具体的な12種類のワークチャレンジ。
イライラの原因となる食べものとその対策などもわかりやすくご紹介します。

読み進める途中で「これならできそう」「やってみたい」と、ワクワクしながらチャレンジしてもらえたら嬉しいです。

この「しあわせごはん」メソッドを取り入れていくと

・イライラが解消し、穏やかになる。
・気負わず、楽しく料理できるようになる。

・子どもが偏食でも気楽に構えられる。
・これまで以上に子どもが愛おしくなる。
・「今の自分が好き」とこころからいえるようになる。
・日々しあわせを感じられるようになる。など

こころとからだが軽くなり、好きなことができるようになり、家族で笑顔の食卓が囲めるようになっていきます。

そんな喜びにあふれた日々を「しあわせごはん」メソッドを通して、手にしてもらえたら嬉しいです。

さぁ、一緒に「食べて気持ちいぃ！」体験をはじめましょう。

もくじ

第2章　こころのセルフチェック&「しあわせ感度ワーク」

【しあわせ感度ワーク】

第5章　健康としあわせを手にした方たちの事例集

第1章

「しあわせごはん」を体感しよう！

ついイライラしてしまう親たちの悩み

あなたは今、しあわせですか？

「しあわせです」と答えた方は、どんなときにしあわせを感じますか？
「わからない」と答えた方や条件つきで「しあわせかも」と思った方は、何をプラスすればしあわせになりますか？

私は仕事柄、多くの親御さんに会うのですが、この質問をして、なんの迷いもなく「しあわせです」と即答する方は、残念ながら少ないです。

私が食とこころの専門家として個別でアドバイスをするときに、必ず伺うのが「今の自分のしあわせを点数で表すと、１００点満点で何点ですか？」という質問です。７〜

８割の方が、40～60点をつけます。中には20点、30点をつける方もいます。これって、かなり低い点数ですよね……。

「どんなことをプラスすると１００点に近づきますか？」と質問すると、「イライラがなくなって子どもにやさしくなれたら」「もう少し穏やかになれたら」と、感情の課題を挙げる方が多いです。

そう、お母さんたちの悩みのキーワードがこの「イライラ」。

なぜ「イライラ」するのでしょう。

理由は1つではないと思いますが、私が思うに「こうでなければならない」「こうあるべき」という固定観念にとらわれているからだと思います。

欧米諸国では、小さい頃から自分の意見が求められ、個性を重視されて育てられます。一方日本では、個性よりも協調性を優先し、「こうでなければならない」「こうあるべき」という考えのもとに育てられます。

実は私もその一人で、小さい頃から「大学くらいは出ないとね」「女の子は結婚してしあわせになるもの」という価値観のもとで育てられました。

私は末っ子で、兄や姉に比べて自由に育てられたこともあり、二十歳で一人暮らしをはじめ、親の敷いたレールから早々と外れましたが、私のまわりには親の固定観念や価値観のもとで、自分を見失ったまま大人になった方もいます。

私が主宰する食とこころの専門家の養成講座の受講生の中にもそういった親御さんたちがいます。養成講座で行う「親にいってもらいたかったことワーク」というものがあります。

子どもの頃に親にいってもらいたかった言葉をシェアするワークですが、ここで親の敷いたレールに沿ってきたお母さんたちの悲痛な声を聞くことがあります。

ちなみに親にいってもらいたかった言葉は
「あなたのやりたいようにやっていいのよ」
「好きな学校を選んでいいからね」
「妹と比べてごめんね」などです。

中には、言葉を発した途端に泣いてしまう方もいます。これらの言葉からもわかるように、自由にやりたいことを選択してこなかったということです。

親が敷いたレールの上を歩み続けた結果、自分の子どもにも同じような価値観を押しつけてしまい、結果、親と同じ思考で物事を考えていることに気づきます。

・ごはんを残してはいけない。
・宿題をやらなければいけない。
・保育園や学校に行かなければいけない。
・時間を守らなければいけない。など

それが叶わない現実が起こると、つい子どもにイライラ、ガミガミ……。

頑張って作った食事を平気で残す子どもに対して、

「もう！　なんで食べてくれないの！」とつい声を荒げてしまう。

宿題をしないで、ゲームばかりしている子どもに
「さっさと宿題をやりなさい！」

登校（登園）を渋っている子どもに
「なんで行かないの!?」「なんでいうことを聞いてくれないの！」と、つい責める言葉を投げかけてしまう。
いわない方がいいとわかっていても、ついいってしまい、自己嫌悪に陥ってしまいます。

また、食や子育てなどの情報が多すぎて、何を選んでいいのかわからない「情報の迷子」になっている方たちにもよく出会います。

「情報の迷子」になっている方の多くは、ネットなどでいろいろな情報を取り入れて実践してみるのですが、どれが自分や子どもに合っているのかがわからず、相談にやってきます。

このような様々な悩みを持つ方たちにお伝えしたいのが「しあわせ感度」を高める「しあわせごはんのメソッド」です。

「しあわせ感度」とは、日常の小さなことにしあわせを感じる力、度合いのこと。１日に何度も小さなしあわせを感じられるようになると、しあわせは増幅していきます。

私はＳＮＳやメールマガジンなどで「しあわせだなぁ」「楽しい！　ハッピー」といった言葉をよく使います。これは私が他の方より特別しあわせだからではなく、日常のちょっとしたしあわせに気づくことができているから、自然に言葉となって出てくるのです。

子どものはしゃぐ姿を見て癒されたり、家族で冗談をいいながら食べるごはんがおいしかったり、好きな歌を大声で歌っている瞬間だったり……。日々の何気ない一コマに小さなしあわせを感じているだけなのです。

しあわせになる方法は、実はとても簡単。

それは「しあわせ感度」を高めることです。

残念ながら、日々イライラが多い方は「しあわせ感度」が低めです。

親の「しあわせ感度」が低いことで､子ども自身も「しあわせ感度」が低くなり､同じように「こうあるべき」という、決められた価値観の中で生きていくことになってしまいます。

そのことを痛いほどわかっていても、どうすることもできずに苦しんでいるのが現状です。

私が悩んでいる多くの親御さんたちに伝えたいのは

「大丈夫！　今すぐしあわせになれます」ということ。

なぜなら「しあわせ感度」は人や環境によって左右されるのではなく、自分の手で高め、磨いていけるものだからです。

「しあわせ感度」を高めるポイントは「五感」です。

「五感」とは「目、耳、鼻、口、皮膚」の５つの器官で感じる「視覚、聴覚、嗅覚、味覚、触覚」のことを指します。

実は、この「五感」を使いこなしているお手本が近くにいるのですが、誰だかわかりますか？

それは幼い子どもです。

・手掴みで食べものをぐちゃぐちゃにする。
・口に一度入れた飲みものをわざと出し、それを繰り返す。
・時間を忘れて水遊びやどろんこ遊びに没頭する。
・音の出るものを何度も鳴らしてみる。など子どもは「五感」を使って、こころとからだが喜ぶことを日々全力でやっています。

大人も子どもを真似ればいいのですが、難しい方もいるでしょう。

そこで本書では日常でできる「しあわせ感度」を高めるワークをいくつも紹介します。


初めての方におすすめなのが「五感」を使う「りんごワーク」です。

りんごを食べるというシンプルなワークですが、この「食べる」という行為、工程そのものが「五感」を使う練習になります。


見る、触れる、香りを嗅ぐ、噛む、味わうという「食べる」工程を一つひとつ感じ、味わえるようになると「しあわせ感度」がぐんぐん高まっていきます。

つまり「食べて気持ちいい！」と感じることが、しあわせにつながるのです。


「え、本当に？」と思った方は、りんごワークをぜひ試してみてください。

「しあわせ感度」を高めるためには、本を読んでいるだけではうまくいきません。自分の手とからだを動かし、トライすることが大切です。

さっそく、りんごワークからはじめましょう。

「しあわせ感度」を高めるりんごワーク

小さなしあわせを感じる力「しあわせ感度」を高める「りんごワーク」を紹介します。「しあわせ感度」は「五感」を使い、食べることを通して高めていくことができます。

具体的には、食べるときに香りや食感、味わうといった五感を意識することからはじめます。普段、スマホやテレビを見ながら食事をしている方には特におすすめです。

3分あれば簡単にできるワークです。ポイントは一つひとつの動作をできるだけゆっくりやること。
さっそくやってみましょう。

用意するもの

りんご、お皿
※りんごは丸ごと、カットしたもの、皮あり皮なし、いずれでも大丈夫です。
※五感を意識しながらゆっくり丁寧に行いましょう。

やり方

❶観察する
お皿の上にりんごをのせます。

目の前のりんごをじっと見つめます。初めてりんごを見るような気持ちで見つめます。

「色」「形」「表面の質感」はいかがですか？

「〇〇に似ている」「ザラザラしている」「ツヤツヤしている」など、見たままをこころの中で呟いてみましょう。

❷触れる

目を瞑ります。手のひらにりんごをのせ、重さなどを感じます。

見た目より重たいですか？　それとも軽く感じますか？

次に指先や手のひらで触れます。

硬さやツヤなど、見た目との違いはありますか？

❸香りを嗅ぐ

目を瞑ったまま、香りを嗅ぎます。まずは、両方の鼻で嗅ぎます。

どんな香りがしますか？

「フレッシュな香り」「みずみずしい香り」「○○のような香り」など自由に感じてみます。

唾液が出る、出ないなどの変化はありましたか？

次に左の鼻を指で押さえ、右の鼻だけで嗅ぎます。終わったら右の鼻を指で押さえ、左の鼻だけで嗅ぎます。

左右の違いはありましたか？

例えば「左の鼻は○○だった」「右の鼻は○○だった」など違いを感じてみましょう。

❹ 口の中に入れる

目を瞑ったまま、りんごを一口かじります。

口の中に入れてもすぐ噛まず、舌の上でゆっくり転がします。

舌の感覚はいかがですか？

口の中に広がる香りや風味はいかがですか？

❺噛む

いつもよりもゆっくり噛みます。

食感、風味はいかがですか？

甘味、酸味、旨味など、どのような味を感じましたか？

唾液は出ましたか？　出ませんでしたか？

口の中でりんごがドロドロになる様子を感じてみましょう。

❻飲み込む

ドロドロになったら飲み込みます。

喉を通る感覚、食道から胃に落ちる感覚に意識を向けてみましょう。

最後に口の中の後味を感じてみてください。

以上でりんごワークは終了です。

いかがでしたか？

りんご以外にみかんやいちごなど、季節の果物で手に入りやすいもので実践してもいいです。果物以外なら、素焼きのナッツ、オイルコーティングをしていないレーズンなど、無添加で素材そのものの味がわかる食材がおすすめです。

食べものだけでなく、飲みものでもやってみてください。

飲みものでワークをするときはゆっくり飲み込み、口の中に広がる香りや風味を感じます。

食事をするとき、飲むとき、最初の1分間だけ実践してもいいです。

料理すること、食べることで練習をする

前のページで日々のイライラをクリアにするために「しあわせ感度」を高めることが大切、というお話をしました。
「しあわせ感度」とは、日常で小さなしあわせを感じる力や度合いのこと。
あなたが気づいてないだけで、身近なところにたくさんのしあわせが散りばめられているのです。

その散りばめられたしあわせを見つけるために必要なのが「五感」です。生まれたときに授けられた、しあわせになるための最強のツールともいえます。

ご紹介したりんごワークの他にも「五感」を使って「しあわせ感度」をアップさせるワーク＝方法がいろいろあります。

ただ、ワークを一度やってみただけでは効果は得られません。「しあわせ感度」を身につけるためには、ピアノやスイミングなどの習いごとのように、何度も繰り返し「練習」をすることが大切です。

「練習」に入る前に知っておいてもらいたいのは、多くの現代人は「五感」が鈍っているということ。原因の1つは、スマホやパソコンを使ったインターネットからの膨大な情報のせいで、脳がパンクを起こしていること。

その他に親御さんたちの「五感」を鈍らせているのが、忙しい日常です。家事に子育て、仕事などで日々フル稼働、一人になる時間も少なく、余裕がないことも原因の1つといえます。核家族が多く、家族以外に子どもの面倒を見てくれる人が少ないという環境もあるかもしれません。

そこで本書では、忙しい方でも無理なくできるワークをご提案します。ワークを繰り返し「練習」することで「五感」が少しずつ磨かれていきます。

ここでは日常に取り入れやすい「食」にまつわるワークを「練習」します。

「練習」といっても忍耐は必要ありません。料理あり、料理なしの「食べる」だけのものもあります。

さぁ、次のごはんの時間、おやつの時間から「五感」を使った「練習」をやってみましょう。

「耳」（聴覚）を使う練習

キッチンで奏でられる音に、耳を澄ましてみませんか？

食材を切る、焼く、炒める、揚げるなどの工程で様々な音を感じることができます。料理をしているときだけでなく、硬いおせんべいや揚げものを噛む音を感じながら、目だけでなく、耳でもしっかり味わってみてください。

練習してみよう

まな板の上で、ネギを「トントン」と切る音に耳を澄ませる。
熱したフライパンの上でお肉が焼けていく「ジュー」という音に集中する。
おせんべいを噛んだときのパリパリした音を聞きながら食べる。

「皮膚」（触覚）を使う練習

両手をしっかり使って素材を感じてみませんか？


子どもが泥や砂で遊ぶようにぐちゃぐちゃしたら、どんな気持ちになりますか？

木製やステンレスなどの調理器具を使って料理をする、それぞれ触れるときの感覚が異なるのを感じてみてください。

また、素材に触れたときの感覚、食べものを口の中に入れた食感なども楽しんでみてください。

練習してみよう

両手を使い、さらさらの小麦粉を油、豆乳などを入れてまとめる。

素手に粗めの塩をつけ、アツアツのごはんでおにぎりを握る。

キュウリをかじったときの歯触り、ぽりぽりとした食感を楽しむ。

「目」（視覚）を使う練習

アートのように料理を楽しみませんか？

素材を用意する、料理をする、皿に盛るなどのすべての工程を観察します。

食材や料理の色、形、焼き色、照り、ツヤなどを意識してみましょう。

色とりどりの野菜を使った料理を、いつもと違う器に好きなように盛りつけるなど、見た目を変えるだけで楽しい「練習」になります。

練習してみよう

お好み焼きの上で鰹節が踊る様子を見る。

色のついた皿に好きなスイーツをのせて観賞する。

でき立てのスープの湯気をしっかり見る。

「鼻」（嗅覚）を使う練習

目を瞑り、深呼吸をするように食べものの香りを嗅いでみませんか？

食欲をそそるのは、なんといっても料理の香り。
キッチンからいい香りが漂ってくるだけでしあわせを感じます。
料理をしながら、食べながら、風味と香りを楽しんでみてください。

練習してみよう

炊飯器の蓋を開けたときに漂う、炊き立ての香りを嗅ぐ。
みかんの皮をむいたときの甘酸っぱい香り、口に入れた瞬間の風味を感じる。
キッチンから漂ってくるカレーの香辛料の香りを嗅ぐ。

「口」（味覚）を使う練習

口の中で変化する食材を、心ゆくまで味わいませんか？

「味覚」には「五感」と同じように「五味」があり、甘味、酸味、塩味、苦味、旨味から構成されています。

どの味覚が一番好きですか？

好きな味覚を2つ以上混ぜた料理も味わってみてください。

練習してみよう

旨味のあるグリルチキンにレモン汁を絞り、酸味と一緒に味わう。

蒸したキャベツやブロッコリーに塩をふり、素材の味を楽しむ。

甘味のある炊き立てごはんをしゃもじですくい、塩をふって味わう。

「しあわせごはん」の基本となる3つの食のルール

ここでは「しあわせごはん」の基本となる3つの食のルールについてお伝えします。ルールといっても難しいものではなく、すべて日常で気軽に使えるものばかりです。「五感」を使った「しあわせ感度」を高めるワークといっしょに実践していくと、より自分のからだに合っているもの、合っていないものがわかるようになる、そんな食の提案です。

【ルール１】旬の食材を積極的に食べる

「旬の食材はからだに良い」という話を聞いたことがありますか？

旬のもの、つまりその季節に収穫されるものを食べるということは、季節のパワーをそのままからだに取り入れるということ。その季節に収穫された食材は、生命力も栄養価も高く、体調を整えやすいなどのメリットがたくさんあります。

また、旬の食材に加えて、住んでいる土地で収穫された食べものを摂ることもおすすめです。その土地のパワーをそのままからだに取り込むことができるからです。

ただ、住んでいる土地といっても「有機野菜が購入したい」と思ったときに、すべての野菜を近所でそろえるのは難しいでしょう。

そんなときは、東京在住なら「関東で収穫されたもの」というくくりでもいいですし、範囲をもっと広げて国産でもいいです。「できるだけその土地で収穫されたものを手に入れる」という意識で良いと思います。

さて、ここでは「旬の食材を積極的に食べる」というテーマで、春夏秋冬、それぞれの季節でおすすめの食材について、野菜を中心に紹介します。

「春」春は、冬にからだに溜め込んだ老廃物を排出する「デトックスシーズン」として知られています。特に苦味のある菜の花、よもぎ、ふきのとう、たけのこなどの春野菜は、排出効果が期待される食材です。

その他おすすめの春の食材
春キャベツ、アスパラガス、そら豆、新玉ねぎ、青じそ、パセリなど

「夏」夏野菜の中でも、ウリ科のきゅうりや冬瓜は、からだの熱を冷やし、水分代謝をあげる食材。夏の暑い季節に食べるのに向いています。
ただ、最近はクーラーの効いた部屋ですごしている方も多いので、からだが冷えている方は生で食べずに、トマトやなすを使ったラタトゥイユにするなど、火を通した料理が向いています。

その他おすすめの夏の食材
とうもろこし、枝豆、ししとう、みょうが、すいかなど

「秋」空気が乾燥する秋は、呼吸器に負担がかかりやすい季節でもあります。呼吸器の中でも「肺」を潤すれんこん、大根、豆腐などを摂るようにすると良いでしょう。
また、栗やさつまいも、じゃがいもなどのいも類は、冬に向けてエネルギーを補う食材です。

その他おすすめの秋の食材
かぼちゃ、銀杏、きのこ、梨、柿など

「冬」寒さが増す冬は、しょうが、ネギ、にんにくなどのからだを温める食材が活躍します。ただし、子どもや胃腸が弱い方は摂りすぎるとからだに負担をかけるので、適量にしましょう。
また春に備えて生命力を蓄えるために、黒豆、わかめやひじきといった海藻類などを摂れるといいです。

その他おすすめの冬の食材

大根、白菜、里芋、小松菜、ほうれん草、ブロッコリー、春菊など

いかがでしたか？

あなたが日々取り入れている食べものはいくつありましたか？

あえてここで旬の食材をおすすめしているのは、「今この瞬間、この季節」を感じて食べてもらいたいからです。

第2章の五感を使った「しあわせ感度ワーク」で「季節の移り変わりや体調によって感じ方が変わる」ことを紹介したのはそんな意図があったからです。

大切なのは「今この瞬間、この季節」に旬の食材を食べて、どう感じるのかということ。住んでいる地域や旅先など、その土地でしか味わえない食材もたくさんあるので、その時々で「見る、聴く、香りを嗅ぐ、触れる、味わう」といった五感を感じながら食べてみましょう。

また、好きな旬の食材を第2章の「1．香りのワーク」や「8．好きな料理ワーク」に取り入れられると「しあわせ感度」をより高めることにも繋がります。

【ルール2】ごはんと味噌汁をベースにする

「しあわせごはん」メソッドの基本は、ごはんと味噌汁です。なぜこの2つの組み合わせをおすすめしているのか。

それは、日本のソウルフードだからです。

まずは、ごはん＝米がなぜ日本のソウルフードなのかについて紹介します。


私は、小さい頃から親や学校の先生に「ごはんは一粒残さずきれいに食べましょう」といわれて育ちました。

実家の仏壇には毎朝ごはんが供えられ、先祖のお墓参りに行くときには必ず生米を持参し、墓に米をまくという風習がありました（ちなみにこれは「散米」という習慣で、邪気を払うことからきているといわれています）。

子どもながらに「お米は特別で大切なもの」と感じながら育ってきたのですが、そもそも「なぜお米なのか」、「なぜソウルフードなのか」を理解できたのは、料理講師になり、日本食のことを学ぶようになってからです。

例えば、古代からお米が神事やお祓いに使われてきた理由は「お米や稲は神様が作った神聖なもの」として神話で語り継がれてきたからです。

これは「天孫降臨《てんそんこうりん》」という神話にも記されていて、皇室のご先祖が高天原《たかまのはら》から天降り、この国を豊かにそして平和にしていく様子を語り伝えています。

日本の神様である天照大神から「稲作を大切にして継承すれば、この国には豊かな稲穂が実り、栄える」とされてきたのです。（神社本庁のＷＥＢサイトより）

実は現代も、五穀豊穣を祈願する祭りとして日本各地でお米に関わる行事が行われています。なかでも有名なのが飛鳥時代から１３００年も続く宮中祭祀で、重要な祭事として行われてきた「新嘗祭《にいなめさい》」です。「日本書記」や「古事記」にも記述があります。天皇がその年に獲れた新穀（新米）を神々に供え、感謝の奉告を行い、これらの賜りものとして天皇自らも食する祭事です。「新嘗祭」は11月23日に宮中ではじめ、その後日本全国の神社で行われます。「新嘗祭」だった祭日が、戦後は転用されて「勤労感謝の日」になっています。

ソウルフードであるもう1つの理由は、稲作が日本の気候に合っていたこと。年間を通して雨が多く、夏に気温が高くなる日本の気候が稲作に適していることにあります。

お米は長期保存できるだけでなく、栄養にも優れているため、稲作が盛んになったことで食料に困らなくなり、その結果人口が増え、日本が豊かな国なったともいえます。

いずれにしても、日本人の主食であるお米=ごはんは、エネルギー（気）の源であり、栄養の基盤となるもの。そこにタンパク質、ビタミン、ミネラルが豊富に入った味噌汁を組み合わせることで、お米に不足しがちなアミノ酸なども補うことができ、栄養面や健康面から見ても最強の組み合わせといえます。

ごはんに合う和のおかずの特徴は、発酵食である漬けもの、納豆、煮もの、焼きものなど油脂が少なめの健康的なものが多いこと、腹持ちが良いことなどです。

ごはんといえば、玄米を思い浮かべる方もいると思いますが、「しあわせごはん」メソッドは、ごはんの種類を限定しません。なぜなら一人ひとり、体調や体質、好みが違うからです。

本書で提案している五感を使った「しあわせ感度ワーク」に挑戦するときの素材選びでも、いろいろな種類のごはんを試してもらえたらと思います。

ここではあえて、おすすめのお米の種類と食べ方を紹介します。

例えば普段、白米を食べている方は、白米とは違う栄養素や味を持つ雑穀を混ぜてみてはいかがでしょう。

雑穀を加えることで、食物繊維、ビタミン、ミネラルなどを豊富に摂れるだけでなく、それぞれの味覚や食感などが楽しめるので、「見る、聴く、香りを嗅ぐ、触れる、味わう」など、五感を使った「しあわせ感度ワーク」の素材にも向いています。

雑穀の種類は、市販の五穀米のようなものでもいいですし、慣れてきたら麦、あわ、ひえ、きびなど好みの雑穀を単品で入れるのもいいです。

単品の雑穀を入れると、雑穀そのものの味や食感を楽しむことができます。

食べてみて「この味が好き」「食感が好き」「プチプチした見た目がかわいい」など、自分の好きな雑穀を見つけてみてください。

色のついたごはんが苦手という家族がいる方は、押し麦、もち麦など、白い雑穀をさりげなく混ぜるのも良いです。

おすすめは玄米を精米した「分づき米」。白米を10割の精米率としたら、何割精米しているかで「◯分（ぶ）」となり、◯の数字が変わります。

初めて「分づき米」を試す方は「5分づき米」または「7分づき米」を試してみてください。

「7分づき米」は玄米を7割精米したもので、白米に近く、白米を炊くのと同じように炊飯器で簡単に炊けます。

「分付き米」は白米よりは栄養価がある上、白米と同じように簡単に炊けるのが良いところ。お好みの雑穀を入れるのも良いですし、ぜひいろいろな種類を取り入れてみてください。


またバランスが優れた和食は、日本だけでなく世界でも注目されています。それを証明するかのように2013年に「和食」がユネスコ無形文化遺産に登録されました。

登録を機に、国内の食文化の保護や継承を推進するプロジェクトが進められ、食体験によるインバウンド誘致などの取り組みが積極的に行われています。

２０１４年の「日本食品に対する海外消費者意識アンケート調査」（日本貿易振興機構調査）では「外国人が好きな外国料理」では1位「日本料理」（66・３％）、２位「イタリア料理」（46・４％）抑えてのトップです。

２０２２年に観光庁が発表した「訪日外国人消費動向調査」によると、外国人観光客が「訪日前に期待していること」で「日本食を食べることに期待している」（78・３％）という数字が出ています。日本を訪れる外国人観光客がいかに日本食を楽しみにしているのかがわかります。

次は、味噌汁です。味噌汁がなぜ日本のソウルフードなのかを紐解くために、味噌の起源から紹介します。

日本における味噌の起源はいくつかあります。中でも有力なのが「中国発祥説」で、古代中国の大豆塩蔵食品「醤《ひしお》」が奈良時代に日本に渡り、味噌になったといわれています。

味噌は平安時代、貴族階級や寺院など地位の高い人に珍重されるほどの贅沢品で、貴重なタンパク源として食べものにつけて食べたり、薬として利用されたりしていました。

味噌汁として食べられるようになったのは鎌倉時代。中国から伝わったすり鉢を使い、粒状の味噌をすりつぶして溶かし、味噌汁として食べられるようになり「一汁一菜」の食習慣が根付きました。

戦国時代は戦場に兵糧として米とともに「味噌」を携帯。「味噌」を干すまたは焼くなどして、竹の皮や手ぬぐいに包み、戦場に持っていったとされています。食べ方はそのままかじったり、味噌汁として飲まれたりしていました。

この時代の武将や兵士たちが粗食でも戦い続けられた秘密の1つが「持ち歩ける栄養食である味噌」にありました。

味噌文化が花開いたのは江戸時代。江戸の人口が50万人に達して、味噌の需要が高まり、三河や仙台から味噌が送られ、味噌屋が大繁盛しました。

「味噌を食べていれば病気になることがなく医者にかかることはない」という意味で「味噌は医者いらず」という言葉が流行るほどでした。

ちなみに江戸庶民から好まれていた味噌汁の具は「納豆」。肉や魚などに比べて安く、手軽なタンパク源であった納豆を加えた「納豆汁」は、庶民のスタミナ源になっていました。

また、江戸時代の料理書『料理物語』（著者不明）に記された「納豆汁」の具材は、納豆を中心に豆腐、小松菜の具材が記されています。

味噌、そして味噌汁は、時代ごとに重要な役割を果たし、日本人にとってなくてはならない食材になっていったのです。

さて、味噌1つとっても、米味噌、麦味噌、豆味噌、白味噌などいろいろな種類があります。全国的に生産割合が高いのが米味噌。中国・四国・九州地方では麦味噌、中京地方では豆味噌が主流です。

住んでいる地域にあわせて選ぶのもいいですし、食べ比べてみて、好みの味や風味の味噌を選ぶのもいいと思います。

普段、我が家で多く使っているのは長期熟成の麦味噌です。麦味噌に、米味噌や豆味噌を混ぜて使うこともあります。

例えばあっさり仕上げたいときは、椎茸と昆布の出汁。より旨味を強調したいときはかつおと昆布の出汁など、体調やその日の気分で出汁を決めます。

春夏秋冬、３６５日、毎日飽きることのない味が楽しめるのが味噌汁の素晴らしいところ、ソウルフードといわれるゆえんです（味噌の種類などについては、次の「『しあわせごはん』のための調味料選び」も併せてご覧ください）。

【ルール３】お腹が空いてから食べる

「お腹が空いてから食べる」。これが健康のために一番大切かもしれません。

私は幼い頃、家でも学校でも「残さず食べなさい」「3食しっかり食べなさい」と教えられてきました。

親になってからは、子どもが残した食べものをキレイに食べていました。私と同じように、家でも外でも、残りものを食べることは親の役目のようになっている方がいるかもしれません。

それを続けていくと食べすぎにもなりますし、常に満腹状態が続き、胃腸を疲れさせることにもなりかねません。

また、残りものばかり食べることは、自己肯定感を低くすることにもつながります。なぜなら、残りものばかり食べているということは、自分の心身の状態とは関係なく食べるので「自分を優先しない」といっているようなものだからです。

自分のことを後回しにしていくと、本当に自分が食べたいものがわからなくなってしまう……。食べたいものだけでなく、何が好きで何をやりたいのかもわからなくなってしまいます。自分を肯定する気持ちが少なくなり、自己肯定感も低くなるというわけです。

私がこの話を聞いた、ある親御さんは「４人の子どもを育てているので、毎日残りものばかり食べてきましたが、もう少し自分の食べたいものを食べていこうと思いました」と話してくれました。

また、仕事柄、生徒さんの書いた食事日記を見ることが多いのですが、８割以上の方が毎日なにかしらの間食をしています。お腹が空く前に食べものを口に入れることが習慣になっている方が多いのです。

なぜお腹が空いてから、つまり空腹で食べるのが良いのでしょう。

「しあわせごはん」メソッドが大切にしている「五感」を使った「しあわせ感度ワーク」の視点からいうと、理由はとっても簡単です。お腹が空いている方が、味覚や嗅覚が研ぎ澄まされ、五感を感じる感覚が高くなるので、より「今の自分に合っている」ものを選びやすくなるからです。

他にもお腹が空いている方が、満腹のときよりもおいしく感じる、という理由もあります。ここでお話ししているのは、ひたすら耐えるような辛い空腹感ではなく、程良い空腹感です。

健康面の理由としては、空腹で食事を摂ると消化器官がしっかり動くようになり、栄養を吸収しやすくなるからです。

糖尿病や低血糖など血糖値のコントロールがうまくできない方は別ですが、特に健康面に問題がない方は、間食をせずに空腹で食べることを意識してみましょう。

「しあわせごはん」のための調味料選び

「しあわせごはん」メソッドでは、「基本となる3つの食のルール」に加えて、日常でよく使われる塩、醤油、味噌の調味料の選び方を紹介します。

ここではベストだけでなく、ベターな選び方も提案します。

「しあわせごはん」メソッドが推奨するベストな調味料は、添加物を使わず、最低限の原材料で造られたもの。醤油、味噌の発酵調味料の場合は、1年以上寝かせた長期熟成をおすすめしています。

またベターな調味料とは、ベストな調味料が手に入らないときなどの代用品として提案しています。例えば長期熟成ではないけれど、添加物を使わず原材料のみで造られた調味料がそれにあたります。

ベストな調味料はかなり高価なものもあり、最初は奮発して買いそろえても、金銭的に長続きしないといった受講生を見てきました。

また、住んでいる場所の近くにベストな調味料が売っていないこともありますので、ベターな調味料の選び方も知っておくと、選択肢が広がり、買いものをするときに悩むことが少なくなります。

おすすめの塩

精製された塩ではなく、「天日製法」や「平釜製法」などの伝統製法で造られる自然海塩がおすすめです。海の塩を使う理由は、日本が海に囲まれた島国であること、ミネラルが多く含まれていることなどです。

「ルール2」で紹介した「住んでいる土地のものを食べる」にも通じています。

特におすすめなのが「天日製法」と「平釜製法」で造られた塩。「天日製法」は海から直接くみ上げ、塩田に引き込み、水分を蒸発させて造られる方法です。「平釜製法」

は、海水を密封されていない釜で煮詰めて、塩水を濃縮または結晶化させて造る方法です。

自然海塩の多くはナトリウムの他にマグネシウム、カルシウム、カリウムなどの海のミネラルを含み、口に入れたときに塩気だけでなく、甘味を感じるものが多いです。

最近、スーパーでもいろいろな塩が手に入り、値段もピンからキリまであります。我が家では、料理や気分にあわせて様々な種類の塩をそろえ、その時々で使いわけています。

例えば、蒸した野菜や天ぷらなど、塩だけで食べたいときには、甘味のある自然海塩を使います。私がよく使っているのは奥能登の塩、伊豆大島の塩です。

国内では数え切れないほどの自然海塩が存在するので、ぜひ好みの味を見つけてみてください。

また、ベターな選択の１つとして岩塩があります。

岩塩をベターな塩として選んだ理由は、産地が日本国内でないこと。にがりを含んでいないため、海塩と比べると、塩化ナトリウムの含有量が多めのものがあるからです（栄養素の含有量は岩塩によって異なります）。

塩化ナトリウムは人の生命活動にとって必要な成分ですが、多すぎると高血圧やむくみなどの体調不良を招く可能性があるので、摂りすぎ注意です。

岩塩は長い年月をかけて海水が結晶化して固まった塩。有名な産地は、アルプス、アンデス、モンゴル、パキスタンなどで、産地によって色や味も様々です。料理の味にも影響するので、選ぶときは、色や成分を見ながら選べるといいです。

我が家ではパスタや野菜を茹でるとき、魚を焼くときなどに岩塩を使うことがあります。

第2章の五感を使った「しあわせ感度」ワークの「12種類のワーク」の中で「5．旬の食材ワーク」「8．好きな料理ワーク」で、いろいろな塩を試して、「今」のあなたに合った塩を探してみてください。

おすすめの醤油

原材料：丸大豆、小麦、食塩

有機や無農薬または国産の原料を使い、添加物を加えず、伝統的な手法で造られた長期熟成（1年以上の熟成期間）の「本醸造」がおすすめです。

「本醸造」醤油の工程は、まず蒸した大豆と炒ってひき割った小麦を混ぜ合わせ、麹菌を加えて醤油麹を仕込みます。醤油麹と食塩水を混ぜて発酵させ、ゆっくり熟成させてできたもろみを絞って液汁と粕にわけ、液汁を濾過したものを火入れして醤油が出来上がります。

「本醸造」の醤油は素材本来の味が持つ、旨味とコク、ふくよかな香りの醤油になります。

一方、伝統製法でない醤油は、製造工程でもろみに「アミノ酸液」を加えて、醸造して馴染ませた「混合醸造」。もう1つはもろみを絞った後に「アミノ酸液」を加える「混合」があります。

「本醸造」との違いは「アミノ酸液」が入っているかどうか。「アミノ酸液」とは旨味成分を凝縮した液体で、味を整えるために甘味料やカビ防止のためのアルコールなどの添加物を使用するため、素材本来の味からかけ離れてしまうものもあります。

そうなると「しあわせ感度ワーク」で大切にしている味や香りを感じたり、楽しんだりすることからもかけ離れてしまうので、素材本来の良さがわかる「本醸造」をおすすめしています。

さて、原材料にあげている「丸大豆」とは、脱脂していない大豆のこと。一方、安価で販売される醤油に使われているのが「脱脂加工大豆」。大豆から油を取り除いたものを原材料として使用し、短期発酵で造られます。

「脱脂加工大豆」は、大量の大豆をまとめて絞る工程となるため、原材料の履歴が追えず、「アミノ酸液」や甘味料などが添加されています。

原材料表示に「丸大豆、小麦、食塩」と記入されているかどうかを確認して購入しましょう。

次にベターな醤油についてです。長期熟成の表記がなくてもアルコールやアミノ酸、保存料などの添加物を使用せず、国産の丸大豆を使って造られた「本醸造」ものを選べるといいです。

「しあわせ感度」を高めるために、素材本来が持つ自然の旨味や香りが楽しめる醤油を選びましょう。

おすすめの味噌

米味噌の原材料：大豆、米、食塩
麦味噌の原材料：大麦、大豆、食塩
豆味噌（赤味噌）の原材料：大豆、食塩

味噌はアミノ酸や酒精（アルコール）などの添加物を加えず、有機または国産の原料を使い、天然醸造で造られたものがおすすめです。天然醸造とは、寒い時期に仕込んだ味噌を自然の環境の中（蔵など）で寝かせたもの。四季を通してゆっくり熟成をすることで、ふくよかな自然の旨味が醸し出され、味噌本来の深い味わいと風味が生まれます。

熟成期間は1年以上のもの。表記に「長期熟成」または「2年熟成」など書いてあるものを選べるといいです。

五感を使った「しあわせごはん」メソッドは、この「深い味わいと香り」が感じられる、昔ながらの天然醸造をおすすめしています。

味噌は地域によっていろいろな種類が出ています。ここでは一般的に手に入りやすい米味噌、麦味噌、豆味噌を紹介します。

大豆と米麹で造られる米味噌は、味にクセがなく、食べやすいことから全国各地で食べられています。

麦麹でできた麦味噌は、主に中国・四国・九州地方で造られています。熟成期間が短いものが多く、甘味の強さが特徴です。一部関東で造られる長期熟成の麦味噌もあり、こちらは甘味と旨味のバランスがいいです。

大豆と食塩だけで造られる豆味噌は、主に愛知、三重、岐阜などで造られています。2年ほどの熟成期間が必要で、甘味よりも旨味が強く、濃い色が特徴。長い熟成期間を経て造られることから、味噌の中でも特に米味噌と比べるとタンパク質、脂質、ミネラルなどの栄養価が高く、コクと旨味があります。

豆味噌の中で代表的なのが愛知県の「八丁味噌」。名古屋名物の「味噌カツ」や「味噌煮込みうどん」で使用されていることでも知られています。

いずれの味噌も仕込み立ては大豆の色に近い薄い茶色ですが、熟成させていくと徐々に濃い茶色に変化します。

次にベターな選択です。熟成期間の記載がないものでも、添加物を入れず、原材料だけで造られたもの。できれば国産の原材料、外国産でも遺伝子組み換えではない大豆などの原材料を選べるといいです。

目安として、パッケージに空気穴のようなバルブ（脱気用弁）がついているもの。空気穴がついているものは、発酵を止めていない生味噌で、味噌が呼吸するために付いています。アルコール（酒精）を使用しない無添加味噌の証でもあります。

バルブがついていないものは、味噌の発酵を止めている、あるいはアルコール（酒精）を添加している可能性が高いので、購入するときには原材料表示をみるようにしましょう。

また、いろんな種類の調味料をそろえることで、調味料の香り、味覚、色などの見た目といった「しあわせ感度」を高める五感を刺激することにもつながります。

「しあわせごはん」メソッドが大切にしている、小さなしあわせを感じる力「しあわせ感度」を高めるという観点からは、「おいしい」「食べて心地良い」「私に合っているかも」という自分の感性を大事にしながら選んでもらえたらと思います。

素材を楽しむ「しあわせごはん」の簡単調理法

私が食の勉強をはじめた頃に出会った料理家のN先生の言葉で、印象的なものがあります。

クッキングの時間に受講生の一人が「子どもとの喧嘩でイライラして料理をしていたら、包丁で指を切ってしまいました。イライラを鎮める方法はありますか？」と質問しました。

質問に対して先生は

「イライラしているときや怒っているときは、料理しない方がいいです。そんな感情で料理するくらいなら買ってきたものを食べた方がマシ。ネガティブな気持ちが料理に入ってしまいますから」と返答していました。

当時の私は手作りが基本だと思っていたので、N先生の言葉を聞いてびっくりしました。

時は流れて、食とともに、こころの学びを深めていった今では、N先生がおっしゃった意味がよくわかります。

私も今は、受講生たちに

「料理も掃除も、やりたくない日はやらなくてもいいですよ」といっています。

イライラや怒りなどの感情だけでなく、「やりたくない」という気持ちが強いときも、やはりネガティブなエネルギーが出てしまいますから。

自分が放つ気持ち、エネルギーがネガティブな方に傾いているときは無理をしない。

作りたくない日は作らないという選択ができるようになると、本当にからだとこころがラクになります。

作りたくない日は作らない一方で、料理をする日は、食材そのものの味を生かした簡単な調理法にします。

例えば、この章の前半に紹介した「【ルール１】旬の食材を積極的に食べる」を意識して料理するのもおすすめです。

また、日々忙しいけれど、自分や大切な家族のために料理をしている方には、簡単調理をしながら、あるいは食べながら五感を使った「しあわせ感度ワーク」を実践してもらえたらと思います。

良い食材をそろえることができれば、調理法は「グリルする」だけ、「蒸す」だけで十分。素材の旨味を生かして仕上げるポイントは油を使わないこと。これらの油を落とす調理法は、健康的なだけでなく、食材そのものの味や香りが引き立つので、「しあわせごはん」には欠かせません。

なぜ油を減らすことが大切なのかというと、現代人の多くが高脂肪、高カロリーな食事に傾いているからです。こういった食事が多くなると、肥満や高血圧、循環器系の疾患などの健康問題を引き起こすリスクが高まると懸念されています（厚生労働省の統計データより）。

また、受講生の食事日記を見てもその傾向は出ていて、脂質の摂取量が多いことが気になっていました。

脂質は、植物油やバターなどの動物油に含まれている油脂以外に、食品そのものに含まれている油脂もたくさんあります。

具体的には肉や魚の食材に含まれる油脂の他に、ナッツ、ゴマなども入ります。炒めものや揚げものに使う油も油脂が多めです。他には、からだに良いとされるオリーブ油やアマニ油なども含まれます。

「からだに良い油脂ならたくさん摂っても大丈夫」と思って、これまでの食事に油を加えている方がいますが、「油脂の全体量」が多くなっている場合があるので、全体量を把握し、多い油脂を減らすなどして調整できるといいです。

何を控えれば良いのかわからない方は、まずは唐揚げや天ぷらなどの揚げもの、お肉を使った炒めものの料理、マヨネーズなどを控えられるといいでしょう。

他には日々使っているドレッシング類。間食で食べているクッキーやケーキ類などのスイーツにも油脂が含まれているので、少なくするなどして調整してみてください。ナッツも少量でやめられればいいのですが、つい手が伸びてしまう方は、買い置きしないようにするなどして調整できるといいです。

脂を落とし、素材の旨味を逃さないグリル

グリルとは網などを使った直火焼きのこと。溝のついたグリルパンで焼き目をつけながら焼くこともあります。

このグリル＝焼く調理法は、脂を落とすだけでなく、素材の旨味を逃さずに短時間で調理できるのが良いところ。我が家では、ガス台に付属されている魚焼き器でいろいろなものをグリルしています。

肉や魚はもちろん、餅を焼いたり、食パンやフランスパンをトーストしたり、何でも焼けます。他には食べやすい大きさに切ったピーマン、かぼちゃ、じゃがいもを適当な厚さに切って焼き、好みのたれをつけていただきます。

夏は、火を通したとうもろこしに醤油をつけて焼くと、香ばしい焼きとうもろこしに。秋は椎茸やエリンギなどのきのこもおいしいので、試してみてください。

料理が苦手な人にも向いているせいろ

次は「蒸す」料理法です。

離乳食の教室をメインでやっていた頃、せいろ料理にはまり「せいろ愛好家」を名乗っていたことがあります。

せいろは忙しく、料理が苦手な方にこそおすすめしたい調理器具です。なぜかというと、他の調理法と比べて「火加減」などのコツがないから。食材を蒸し器にセットして、タイマーで時間を計るだけで簡単に調理できます。

「蒸す」調理法の特徴は、湯気を使って加熱するため、素材の旨味を逃さずに仕上げられること。「茹でる」料理法と比べると、素材の栄養や旨味が湯に流れ出ることが少ないので、栄養価が高く、素材の味をより楽しむことができます。

これは「しあわせごはん」メソッドで大切にしている五感を使って食べることにも通じます。

「蒸す」ための調理器具は、鍋の大きさにあわせて調整できる折りたたみ式の簡易蒸し器やステンレス製の蒸し器などがありますが、おすすめは木の香りのする中華せいろです。

なぜ和せいろではなく、中華せいろなのかというと、中華せいろは浅く何段か重ねられるので、「蒸す」以外にも「温め直す」「器代わりにする」など、一台二役以上でき、使い勝手が良いからです。

例えば鍋の上の一段目でシューマイ、二段目で野菜を蒸し、素材別に一度に火を通すことができます。

また、中華せいろは、そのまま食卓に出せるのも魅力です。

和せいろは、高さがあるので大人数の蒸し料理を一度に作るときに便利です。茶碗蒸し、おこわ、赤飯などを作るときには向いていますが、少ない量の調理をする、温め直すのには向いていません。

次に蒸し器のおすすめの使い方を紹介します。

・蒸し布に冷ごはんを包んで蒸し直すと、炊き立てごはんのようになる。
・さつまいもやかぼちゃを一口大に切って蒸し、子どものおやつに。

・千切りにしたキャベツの上に、塩麹をまぶした魚や肉をのせて蒸すと、夕飯のおかずが完成。
・手作りでも市販品でも、ギョウザやシューマイを蒸し直すと豪華なメインのおかずに。
・市販の肉まんやあんまんが、まるで出来立てのようなふわふわに。
・硬くなったフランスパンがふんわりやわらかくなる。

我が家では、調理や温め直しに、毎日数台のせいろがフル稼働しています。あるとき、友人にふわふわの肉まんを出したところ、「見た目も味も中華街で食べているみたい！」と絶賛されたことがあります。

ちょっと変わった使い方では、ポットラック（持ち寄り）パーティなどに持っていくと、蒸しただけの野菜でも「おいしそう！」と喜んでもらえます。

また、お弁当箱のように使うこともできます。小さいせいろにおにぎり、おやつのだんごを入れて蓋をし、風呂敷に包んでお花見に持って行ったこともあります。

おすすめするせいろのサイズは21㎝。大きすぎず小さすぎず、ちょうどいいサイズです。直径20㎝の鍋にぴったり置くことができます。

もしちょうどいいサイズの鍋がない場合は、「蒸し板」という、鍋とせいろの間に入れる板（アルミやステンレス製）を購入すると、新たに鍋を用意せずに済みます。ネットショップなどで手に入るのでチェックしてみてください。

第2章
こころのセルフチェック&「しあわせ感度ワーク」

この章では「五感」を使った「しあわせ感度ワーク」をご紹介します。

「視覚、聴覚、嗅覚、触覚、味覚」の「五感」使って「しあわせ感度」を高める12種類のワークをご用意しました。

これらのワークは日々の小さな「しあわせ」に出会うためのワークでもあります。

実践していくと「見る、聴く、香りを嗅ぐ、触れる、味わう」といった「五感」に触れ、これまで感じたことのない感覚や気持ちに「ハッ」としたり、新しい気づきに「ワクワク」したりするかもしれません。

逆に、懐かしく感じたり、深く頷いたりすることもあるでしょう。

そういった感覚や気持ちの積み重ねが小さなしあわせを感じる「しあわせ感度」を高めます。また、同じワークでも季節の移り変わりや体調によって感じ方が変わります。

章の最後に用意した「ワークノート」を参考に「感じたこと、気づいたこと」などを書いておきましょう。

書くこと＝アウトプットすることは、客観的に自分を観ることになり「自分の感性」や「感じ方」を取り戻し、「しあわせ感度」を高めていくことにもつながります。

「しあわせ感度」が低い状態を「イライラ」「完璧主義」「優柔不断」の３つのタイプにわける「こころのセルフチェック」をしましょう。

タイプがわかったら、タイプ別のおすすめワークからはじめるもよし。「やってみたい」「面白そう」とワクワクするものから進めてもいいです。

さっそく「こころのセルフチェック」からスタートしましょう。

やり方

❶ A～Cの質問で「はい」にチェックを入れます。

❷「A:イライラタイプ」「B：完璧主義タイプ」「C:優柔不断タイプ」のうち2つ以上チェックがついたものがあなたのタイプです。
（同率の場合は複数があなたのタイプになります）

❸ チェックの数が多いアルファベットのワークから積極的に行います。
チェックの数が少ない、あるいはチェックのつかないワークでも、興味があればぜひトライしてみましょう。

※季節や体調によってワーク後の感想やシェアが異なりますので、継続して行ってください。

こころのセルフチェック

A

□ 子どもに対して声を荒げることが多い
□「早くごはん食べなさい」など
　つい子どもをせかしてしまう
□ 自分だけ損をしているような気持ちになる
□ せっかく作った料理を残されるとイラっとする
□ 自分の時間がほとんどない

B

□「合っているかどうかわらないですが」という
　言葉をよく使う
□ できれば料理をしたくない
□「大丈夫です」という言葉を使うことが多い
□ 頑張りすぎて体調を崩したことがある
□ 基本的にレシピがないと作れない

C

□ 今より独身時代の方が楽しかった
□ 自分の欲しいものを後回しにしてしまう
□ 自分より子どもの習いごとの数が多い
□ 子どもや家族の好きな料理ばかり作っている
□ 子どもの将来を不安に思うことがよくある

Aが2つ以上ついた方

ついカッとしてしまうイライラタイプ

まわりの人の言動にイライラして、自己嫌悪に陥ることがよくあります。

このタイプの方は、まわりではなく、自分に意識を向けることが大切です。例えば気持ちを落ち着かせる、自分に合っているものを選ぶ、ときには休むなど……。おすすめのワークを実践することで、意識が自分に向き、少しずつ自分を大切にできるようになり、イライラが軽減されます。

Aタイプにおすすめのワーク

❶香りのワーク
❷音楽と料理のワーク
❸お茶碗のワーク
❹お休みのワーク
❼息を吐くワーク
❽好きな料理ワーク
❾切り方のワーク
⓫野菜のワーク
⓬料理のお休みワーク

Bが2つ以上ついた方

自分にもまわりの人にも厳しい完璧主義タイプ

「こうあるべき」という思考が強く、生きづらさを感じることがあります。

このタイプの方は、完璧を目指しがちで、頑張ったり、緊張状態が続いたりすることが多いです。

リラックスすることを心がけながらワークを実践していくと、完璧ではない、素のままの自分にもオッケーを出せるようになります。

Bタイプにおすすめのワーク

❷ 音楽と料理のワーク
❺ 旬の食材ワーク
❻ 感謝のワーク
❼ 息を吐くワーク
❽ 好きな料理ワーク
❾ 切り方のワーク
❿ 食べないワーク
⓬ 料理のお休みワーク

Cが2つ以上ついた方

決断するのが苦手な優柔不断タイプ

選んだり、決断したりするのが苦手で、気がつくと自分のことより他人のことを優先しています。

このタイプの方は、自分を優先する「自分ファースト」を意識しながらワークをしましょう。あえてやらないことを選択したり、自分がこころから楽しめる時間をすごしたりすることで、少しずつ自分を優先できるようになり、決断力が高まってきます。

Cタイプにおすすめのワーク

❶香りのワーク
❷音楽と料理のワーク
❸お茶碗のワーク
❹お休みのワーク
❺旬の食材ワーク
❻感謝のワーク
❽好きな料理ワーク
❿食べないワーク
⓫野菜のワーク
⓬料理のお休みワーク

自分のタイプがわかったら、ここからは各ワークの具体的な方法を紹介していきますので、実践してみてください。

1．香りのワーク

食べる前に10秒だけ、香りを嗅ぐ

箸をつける前に10秒だけ目を瞑って香りを嗅ぎましょう。
どんな香りがしますか？
りんごワークのときのように、左右の鼻で交互に嗅ぐのもいいでしょう。

2. 音楽と料理のワーク

好きな音楽をかけて、15分料理をする

あなたが好きな音楽、元気が出る音楽をかけて料理をしましょう。

ときにはリズムを取ったり、踊ったりしてもいいです。

キッチン専用にポータブルスピーカーを置いておくのも、気分が上がっておすすめです。

3. お茶碗のワーク

いつもと違うお茶碗でごはんを食べる

いつもと違うお茶碗を選んでごはんをよそいます。

お茶碗の代わりにお椀や平たい皿を使ってもいいです。

見た目はいかがですか？　食べているときはどうですか？

新鮮ですか？　それとも違和感がありますか？

4．お休みのワーク

やめられない食べもの（飲みもの）を4日間お休みにする

スイーツ、コーヒー、菓子パンなど、つい毎日食べてしまっている食べものを4日間お休みします。

家族や友人に向けて、あるいはSNSなどで「○○を4日間お休みにする！」と宣言しましょう。紙にも書き出し、見えるところに貼りましょう。

他に「1日目クリア、2日目クリア、3日目クリア、4日目クリア、完了（おめでとう）」と書いておき、クリアしたら文字の上からチェックを入れていきます。

5．旬の食材ワーク

スーパーで一品、旬の食材を買う

スーパーや宅配などで意識して旬の食材を購入し、料理しましょう。
春夏秋冬、旬の食材で普段使っていない食材がおすすめです。

春…ふきのとう、ふき、菜の花、うど、筍、サワラ　など
夏…ゴーヤ、冬瓜、枝豆、ナス、とうもろこし、アジ　など
秋…栗、里芋、きのこ、さつま芋、サンマ、サバ　など
冬…白菜、大根、春菊、ブリ、タラ、牡蠣　など

6．感謝のワーク

スイーツを食べるとき、自分に感謝する

スイーツや嗜好品を食べるときに自分自身に向けて「ありがとう」と感謝を述べて

から、りんごワーク（第１章参照）の方法で、ゆっくり味わって食べましょう。

7．息を吐くワーク

イラッとしたら、３秒だけ口から息を吐く

イラッとした瞬間に目を瞑り、３秒だけ口から息を吐きます。そのときにため息を出すように「ハァ〜」と声を出し、からだの力を抜きましょう。

8．好きな料理ワーク

週に１度、自分のために好きな料理を作る

「今、何が食べたい？」と、自分自身にたずねてみてください。子どものためでも家族のためでもなく、自分が本当に食べたいものを作ります。作りたくないなら買ってきたお弁当や外食でもＯＫです。

値段やカロリーのことを考えずに選びましょう。

9. 切り方のワーク

味噌汁を作るとき、具の切り方を変えてみる

味噌汁の具をいつもと違う切り方にしましょう。普段イチョウ切りで切っているなら拍子木切りに、拍子木切りに切っているなら角切りにするなど。

見た目、味、食感はどう変わりましたか？

10. 食べないワーク

週に2度、残りものを食べないと家族に宣言する

家族が残した食べものを「もったいないから」という理由で食べないようにします。

毎日実践するのが難しければ、週に1度か2度でもいいです。

残りものを食べない代わりに、自分が食べたいものを食べる機会を増やしましょう。

11．野菜のワーク

グリーンの野菜を1日1品、プラスする

野菜を食べる機会が少ない方、生野菜ばかり食べている方は茹でる、蒸す、グリルするなどの料理法で、グリーン野菜を食べる機会を増やしましょう。ブロッコリー、アスパラ、小松菜、チンゲン菜、ニラ、ピーマン、キャベツなど好きな野菜を選びましょう。

12．料理のお休みワーク

月に2度、料理をしない日を作る

月に2～3度を目安に、料理をしない日を作りましょう。

料理だけでなく、家事全般をお休みにしてもいいです。

料理や家事をしないことで、自分や家族に変化がありましたか？

良かったこと、良くなかったこと、気づいたことなどを書き出してみてください。

ワークノートのつけ方

ワークの感想用にノートを一冊ご用意ください。

ワークを実践したらノートに記入しましょう。

記入例を参考に感じたこと、気づいたことを自由に書きます。

家族や友人と一緒に書くときは、言葉に出してシェアしてみましょう。

書くこと＝「アウトプット」することで、「自分の感性」や「感じ方」を取り戻せるようになり、小さなしあわせを感じる「しあわせ感度」を高めることにもつながります。

気づいたら「最近イライラしていないかも」「よく笑っている」「なんかしあわせ」といった時間が増えているかもしれません。

記入例

6月1日(水)　　ワーク名:香りのワーク

具体的にやったこと

ミントティーでやってみた

感じたこと、気づいたこと

ミントの香りが鼻に直接入ってスースーした。この味、やっぱり好き!
香りをしっかり嗅いだので、いつもよりもゆったりした気持ちで飲めた。
左右の鼻の違いは、意識したことがなかったので、
面白いと思った。

6月5日(月)　　ワーク名:旬の食材ワーク

具体的にやったこと

魚屋さんでカキを買って、カキフライを作って食べた。

感じたこと、気づいたこと

カキは子どもが食べない食材なので、作ったのは3年ぶりくらい。
家で作ったカキフライはおいしい。サクサクした食感が楽しめた。
なんと子どもが初めて1つだけ食べた。微妙な顔をしていた。

6月10日（土）　ワーク名：切り方のワーク

具体的にやったこと

味噌汁に入れる大根を厚めのイチョウ切りにしてみた

感じたこと、気づいたこと

いつもは細めの短冊切り。今日は厚めのイチョウ切りにしたら、
歯応えを感じた。いつもよりもゆっくり噛めたと思う。
味が染み込んでいておいしかった。
別の切り方も試してみたいと思った。

アウトプットの練習になりますので、
感じたこと、気づいたことなどを
LINE公式アカウントでシェアをしましょう
（本書の最後のページにLINE公式アカウントのご案内があります）

第3章

イライラは食べものが原因だった！

イライラの原因はみんなが好きなあの食べもの

日々の生活の中でイライラすることはありますか？
イライラの原因はいろいろあると思いますが、その1つが、多くの人が好きな食べものだということを知っていますか？
「もちろん知っている」という方もいれば「考えたこともない」という方もいるでしょう。

その食べものは何かというと、精製された砂糖「白砂糖」です。

私が、イライラと「白砂糖」の関係を初めて意識したのは独身時代。当時私が通っていた自然食の料理教室の先生から
「体調を整えたい人はもちろん、イライラしている人も、まずは『白砂糖』を控えるといいですよ」と聞いてからです。

まさか小さい頃から口にしてきた「白砂糖」とイライラがつながっているとは思ってもみなかった私は、料理教室の先生の言葉に驚きながらも、自分なりに「白砂糖」の情報を集めてみました。すると、予想以上に「白砂糖」の入ったお菓子を控えている親御さんがまわりにもいることがわかりました。

特に印象に残ったのが、食や生活必需品において人工的なものを少なくし、自然由来のものを選んで生活をしている「自然育児」のコミュニティと、「砂糖なし育児」という砂糖を使わない子育てをしている親御さんたちです。

このとき「自然育児」のコミュニティがあることを知った私は、その数年後に結婚し、妊娠をきっかけに入会しました。

当時、全国に数千名が在籍していたコミュニティで、各地で毎月のように対面交流会を開催。同じ地域のお母さんたちと情報や悩みを共有でき、孤独に子育てをしていた私にとってはありがたい場となっていました。

さて、「白砂糖」とイライラはどのような関係があるのでしょうか？

ここで取り上げているのは精製された「白砂糖」だということです。

精製されていない「黒砂糖」はビタミンやミネラルなどの栄養がありますが、「白砂糖」は栄養をほとんど含まず、100gあたり約384キロカロリーとカロリーが高め。そのため一般的に「太りやすい」「ダイエットに不向き」というイメージがあると思います。

製造方法を知ると理解しやすいかもしれません。「白砂糖」は製造過程で、苛性ソーダや硫酸などの化合物を使って何度も精製処理され、大事な栄養であるビタミンやミネラルなどをすべて取り除いています。人工的に作られている「白砂糖」は「自然界には存在しない」食品なのです。

精製された「白砂糖」は純度が高いので、口にすると腸内に素早く吸収されます。すると血糖値が急激に上昇し、体内でインスリン（血糖値を一定に保つ働きのあるホルモン）が大量に分泌され、その後ジェットコースターのように急激に下降します。この下降が低血糖を引き起こし、その状態が続くと血糖値を上昇させようとアドレナリンが放出されます。

アドレナリンは興奮したときに大量に血液中に放出されるホルモンのこと。興奮状態が引き起こされるため思考力が低下し、イライラしやすくなったり、集中力がなくなったりするのです。

また「白砂糖」は、一度食べると次々に甘いものを欲する「習慣性」の側面も持っています。過去にお菓子や清涼飲料水などが癖になってしまい、やめたくてもやめられなくなった経験がある方は多いのではと思います。

老若男女問わず、チョコレート、アイスクリーム、ケーキ、ジュース類などの甘いものが好きな方は多いですよね。

私は小学生の頃、母親が隠していたお菓子を内緒で食べていた記憶があります。また、一人暮らしをはじめてからも甘いものにはかなり執着していました。

「白砂糖」とイライラの関係を知ったのはちょうどその頃。コピーライターの仕事が忙しい時期で「仕事を頑張っているご褒美」と言い訳をして、毎日なにかしらお菓子や甘いものを食べていました。

当時、結婚を考えていた彼（現在の夫）がいて、仕事が忙しくなると、彼にイライラの感情をぶつけていたのもこの頃です。

また、生活習慣もかなり不規則でした。

在宅でコピーライターとして仕事をしていた私は、起床時間は10時頃、就寝時間は日付が変わって午前2時か3時頃。朝起きるのがしんどく、午前中に打ち合わせがあるときは目覚ましを2つかけてなんとか起きていました。

ちなみに、当時の私がどんな食事をしていたかというと

朝ごはん：食パンまたは菓子パン、コーヒー。時々、野菜サラダをプラス
昼ごはん：チャーハンや丼物。時間がないときはレトルトカレーとごはん
夜ごはん：パスタ、野菜サラダ、赤ワイン、チーズなど

間食でよく食べていたのは、クッキー、シュークリーム、あんまん、大福など。時々ですが、急にしょっぱいものが食べたくなり、ポテトチップスやおせんべいなども食べていました。

もちろん、料理を作るときの甘味には「白砂糖」を使用していました。ドレッシングやレトルトカレーなどにも含まれている量を考えると、トータルでかなりの量を摂っていたことになります。

当時、和食といえば白米、味噌汁、納豆を食べるくらい。お菓子だけでなく、ビールやワインもよく飲んでいたので「しあわせごはん」メソッドとは真逆のような食生活でした。

当時、よくお腹を壊していたのですが、今思うとお菓子の食べすぎ、お酒の飲みす

ぎなどが原因の1つだったと理解できます。

最終的に料理教室の先生がおすすめしていた白砂糖を数日間控える「砂糖抜きチャレンジ」をやってみようと決心できたのは、ある料理家のインタビュー記事の言葉でした。

「食を整えていくと子どもが健康に育つから、子育てがすごくラク。自分自身が穏やかでいられるのです」

この料理家の女性も、白砂糖を使わない食生活を公言していた人でした。私は結婚が決まっていたこともあり、

「ラクに子育てできるならやってみたい」「イライラせず穏やかにすごしたい」という思いがムクムクと芽生え、まずは「砂糖抜きチャレンジ」をしようと思ったのでした。

「やめる」のではなく「お休み」をして調整する

「砂糖抜きチャレンジ」を実践することにした私は、まずは4日間やってみることにしました。

なぜ4日間なのか。

最初の4日間は、行動パターンを確立するための大切な期間。特に「3日坊主」といわれる「3日目」を乗り越えて「4日目」を迎えられたら、その後の習慣が身につきやすくなります。

また、新しいことをはじめるときには、以前の習慣の方がラクにできるため、新しい習慣を身につけるまでの過程で投げ出す可能性が高くなります。長い期間を最初に設定すると、投げ出す確率が高くなるので、気軽に取り組めることを踏まえて「4日間」を設定しました。

私がこのチャレンジを実行するときに、仲の良かった友人に「今日から砂糖抜きをする」と宣言していたことが、結果的に良かったと思っています。宣言することで、後に引けなくなったからです。

辛かったのが1日目と2日目。夕方くらいになるといつもの癖で、お菓子に手が伸びそうになっていました。3日を超えたら後はラクで、気づけば7日間が経過していました。

7日目を終えたところでの変化は、朝、パッと目が覚めるようになったこと。2週間をすぎる頃には、目覚まし時計を使わなくても起きられるようになっていました。

「そういえば最近イライラしてないかも」と気づいたのは2、3週間が経った頃。感情の起伏が激しかったのが、穏やかな気持ちでいることが増えていました。

チャレンジ中は食を整えようと、できるだけ和食を摂るようにしていました。また、朝の目覚めが良くなってからは、規則正しい生活も意識しました。

このとき、砂糖の代わりになるものとして使っていたのは、血糖値が急激に上がらない自然由来の甘味調味料です。この後のページでも紹介しますが、米が主原料の「甘酒」や「米飴」などです。

また、スーパーなどで手に入りやすく、使いやすい甘味として、てんさい糖やメープルシロップなども使っていました。

この「砂糖抜きチャレンジ」を続けるためのポイントがいくつかありますが、１つは誰かに宣言して行うこと。私の場合、身近な友人に宣言したのもスムーズにできた要因だったと思います。

私が主宰するレシピセラピスト®の養成講座では、受講者同士がグループＬＩＮＥでつながり、シェアしながら実践しています。「みんなと一緒にやっているから」という仲間意識が芽生えることもあり、ほとんどの方が４日以上、長い人で１ヶ月間続けられる人もいます。

チャレンジをした受講生の変化は

・ＰＭＳのイライラが減った。
・穏やかな時間が増えた。
・生理痛が気にならなくなった。
・目のかゆみや疲れが軽減された。
・吹き出物が減って肌がきれいになった。など

ちなみに「砂糖抜きチャレンジ」をするときに「やめる」のではなく「お休みする」という言葉を使っているのには理由があります。

「やめる」というと、一大決心が必要になりますが「お休みする」のであれば、いつ再開しても良いので気楽にはじめられます。

誤解してほしくないのですが「砂糖抜きチャレンジ」は、「白砂糖」のネガティブキャンペーンではありません。二度と口にしないと決めるためのものでもありません。

この先「白砂糖」や他の甘味料とどうつき合っていくのかを、自分自身で選ぶためのものです。

ここまで「白砂糖」のネガティブな面をお話ししてきましたが、「白砂糖」には他の側面もあります。それは甘いものを食べると「しあわせな気持ちになる」という側面です。

実は、甘いものを食べると脳の中でセロトニンやドーパミンと呼ばれる脳内神経伝達物質が分泌されます。セロトニンは「しあわせホルモン」と呼ばれ、快楽や喜びをもたらすホルモンです。

この「しあわせホルモン」のことを知ったとき、私が小さい頃、シュガートーストを食べてしあわせな気持ちになった意味が理解できました。当時、家にあった甘味料といえば「白砂糖」とはちみつで、はちみつよりも甘く感じる「白砂糖」が私は大好きでした。

ただ、「白砂糖」とイライラの関係を知った直後は「なんであんなにたくさん食べたんだろう」「なんで気づかなかったんだろう」と、罪悪感のような苦い感情が出てきました。

けれど今は、自分で「白砂糖」を含む甘味料や自分に合った食べものを選べるようになったことで、苦い感情ではなく、微笑ましい思い出になったのです。

「白砂糖」の甘みは、ときには執着を生むこともありますが、自分で選び、調整できるようになれば、「白砂糖」や他の甘味料との付き合い方は臨機応変になり、楽しく食べることができるようになるかもしれません。

ここまで読んで「結局白砂糖は食べていいの？　食べてはいけないの？」とわからなくなった方がいたら、そういう方にこそ、自分で選び、調整できるようになるための「砂糖抜きチャレンジ」をおすすめします。

「白砂糖」に対する自分自身の感情、答えをぜひ導き出してください。

続けることで自分に合っている食べものがわかる

我が家では今、どのように「白砂糖」とつき合っているのかをお話しします。まず、自分で作る料理やお菓子作りには、先ほどご紹介した「甘酒」「米飴」「てんさい糖」などを使っています。

料理には、千切りにした玉ねぎをよく炒めて、その上にひじきや人参を重ねて煮る「重ね煮」という調理法を使うことが多く、玉ねぎの甘味が効いているので、醤油のみで甘味を引き出すことができます。

また、汁ものや煮ものを作るときには、切り干し大根や乾燥きのこなどを使うことで、他の食材の甘味や旨味を引き出すことができています。

こんなふうに書くと、徹底して「砂糖抜き」を実践しているようですが、そういうわけでもありません。

実は、長男が小学校に上がるくらいまでは、「砂糖抜き」にこだわり、ストイックに実践していた時期がありました。でも今は、自分たちで、体調を整えたいときや食べすぎたときなどに、短期の「砂糖抜き」や第1章の「基本となる3つの食のルール」を実践することで、その都度調整ができるようになったので、制限をかける必要がなくなりました。

外食についても同様です。近頃は家族との外食、友人との会食の際にも、店やメニュー選びにこだわらなくなりました。

以前は、自分に合っているもの、合っていないもの、量の加減などがもうひとつわからなかったので、慎重に店選びをしていたのですが、今はある程度、合っているものの合わないものがわかるので、臨機応変に選べるようになったのです。これはあくまでも我が家のやり方で、みなさんにそれを見習ってほしいということではありません。

大事なのは、自分に合っているものが選べるようになることです。そう書くと「何が自分に合っているのかわかりません」「私には選べません」という方がいますが、そういう方にこそ「しあわせごはん」メソッドが味方になります。

まずは本書の第1章に戻り、様々なワークを試してみてください。五感を使って小さなしあわせを感じる力「しあわせ感度」を高める「りんごワーク」や「しあわせ感度ワーク」をやることで、今のあなたに合っている食べものが徐々にわかるようになっていきます。

「基本となる3つの食のルール」では、余計な食べものを減らし、シンプルな食習慣を身につけるきっかけになります。

この章で紹介している「砂糖抜きチャレンジ」では「白砂糖」を抜いたときの体調の変化などが実感できるはずです。

また、自分に合っているものは、季節や体調などによって、その都度変わります。だからこそ、日々の生活で繰り返しワークを実践することが大切になるのです。

「砂糖抜きチャレンジ」を実践した後、からだやこころの変化、生活の変化を感じ、いくつかの選択肢が出てくると思います。

例えば、想像以上にからだに負担がかかっていることがわかり、自宅でも外食でも「白砂糖」を控えようと思う方。

他の甘味料は家族受けが悪かったので「白砂糖」の量を少なめにして調整しようと決めた方。

まずは自宅で「白砂糖」ではない甘味料に切り替えようと決めた方。

これまで使ったことのない甘酒の甘味料が気に入り、他の甘味料にも着目しはじめた方など。

いろいろな選択があると思いますが、ここでお話ししたいのは「砂糖抜きチャレンジ」を一回だけやって終わりにしないこと。短期間でもいいので、回数を重ねてやってもらいたいです。

他のワークもそうですが、季節や体調によっても、感じ方が変わってくるので、繰り返し実践することが大切になります。

さて、現在の私は、友人や家族と会食することが「こころの栄養」にもなっているので、外食では自由に食事やお酒を楽しんでいます。

一方で、体調が良くない方に傾いているときなどは、あえて自宅や外食先でも「砂糖抜きチャレンジ」をし、粗食を心掛け、こころとからだを調整することもあります。

今のあなたはどうでしょうか？

どの甘味があっていますか？

「砂糖抜きチャレンジ」を含む様々なワークを繰り返し実践することで、自分に向き合う機会を増やし、自分に合っているもの、合わないものの選び取っていきましょう。

ストイックな食事から「今」を大切にする食事に

「砂糖抜きチャレンジ」は老若男女におすすめできます。特に以下に当てはまる方は「お休み」するか、それが難しければ量を少なくできるといいです。

・イライラすることが多い。
・気持ちのアップダウンが激しい。
・よくお菓子やジュースを摂っている。
・どちらかというと肥満気味である。
・肌が荒れやすい。　など

我が家では、長男が0歳の頃から軽度のアレルギーで、顔に湿疹ができていたこともあり、市販のお菓子やジュースを与えずに小学低学年くらいまで育ててきました。「白砂糖」だけでなく、添加物や香辛料などを含むお菓子やスナック類を食べると、かゆみが出ていたからです。

また、日々の食事を和食中心にしていたこともあり、2歳をすぎた頃にはアレルギーの症状がなくなり、湿疹も出なくなりました。

それは良かったのですが、その後も「また湿疹が出たらどうしよう」という不安の中で、食事制限が多いストイックな食生活を継続するのが辛くなった時期がありました。

このときの経験があるからこそ、食だけのアプローチではなく「しあわせ感度」を高めるこころからのアプローチもお伝えするようになりました。

一方、5歳違いで生まれた次男は、2歳から保育園に預けていたこともあり、お菓子やジュースを口にするのも早かったです。料理教室で受講生たちと作ったお菓子を試食していると、ちゃっかり手を伸ばして食べたりしていました。

その頃になると、私も「まぁいいか」と食に対しても子育てに対しても、気楽に捉えられるようになり、結果として長男が幼い頃は厳しく、次男はゆるめに育ちました。

ある日、中学生になった長男と縁日の屋台の前を歩いていると、

「そういえば小さい頃は、綿菓子やりんご飴を食べたいなんて絶対にいえなかったなぁ」といわれて、ハッとしたことがありました。

「食べたいっていえば良かったじゃない」と私がいうと、

「いってても買ってくれなかったでしょう」と笑顔で返されました。

確かにあの頃の私なら買ってあげなかったよね……と思いながら、

「ママ、かなり厳しかったね、ごめんね」と返しました。

ストイックな食生活を手放し、今の気持ちを大切にすごせるようになったからこそ交わせるようになった会話です。

これから「砂糖抜きチャレンジ」をやってみようと思った場合にも、どうかストイッ

クになりすぎないように進めてもらえたらと思います。

「白砂糖をお休みしましょう」といっているのに矛盾しているように思われるかもしれませんが、やるときはしっかりやるけれど「絶対食べてはいけない」「こうでなければいけない」という生活が長く続くと、辛くなる方もいると思うのです。

私はよく受講生たちに「不安からではなく、喜びの感情から選びましょう」とお話ししています。不安の感情がベースになった選択をすると執着が強くなり、まわりの人や家族との調和が取りにくくなるからです。

私自身、いろいろなワークなどを通し、五感を使った食べ方ができるようになってからは、不安ではなく、喜びや「気持ちいい」「心地良い」という感性から必要なものを選び取れるようになりました。

長男に関しては、幼い頃にストイックな食生活を強いる結果となってしまったので、「申し訳なかった」という気持ちはありますが、同時に過去の私に「よくやっていたね」とエールを送りたい気持ちもあります。

複雑な思いはありますが、過去を変えることはできません。

今、私ができることは、長男がやりたいといったことに対して、全力でサポートすることだと思っています。

高校生になった長男が将来に対する悩みを口にしたときに、「何回でもやり直しはできるから、好きなことをやればいいよ。私が本当にやりたことに出会えたのは40歳をすぎてから。あなたはまだ若いから焦らなくていいよ」と話しました。

長男は自分の意志がはっきりしています。悩みながらも、自分の人生を切り開いていくと信じています。

もともとは私の体調不良をきっかけにはじめた「砂糖抜きチャレンジ」や和食をベースにしたシンプルな食生活です。

その後、食だけで健康になるのは難しいと感じ「食とこころ」からアプローチできる「しあわせごはん」メソッドに辿り着きました。

ぜひ白砂糖や他の甘味とのつき合い方を意識しながら、あなたにとっての「気持ちいい」を探す旅を続けてみてください。

からだとこころが喜ぶ、しあわせな甘味料

ここでは私がおすすめする甘味調味料を紹介します。

自然由来のもので血糖値を急激に上げない、からだとこころへの負担が少ないものをピックアップしています。米が原材料の甘味料もあり、懐かしくやさしい味を感じる方もいるかもしれません。

甘酒

甘酒には大きくわけて2種類あります。

1つは酒粕から作る「酒粕甘酒」、こちらは砂糖が添加されているものが多いです。

おすすめは、米と麹から作る「米麹甘酒」と呼ばれているもの。「飲む点滴」ともいわれる日本伝統の発酵飲料です。栄養価が高く、滋養のある甘酒は、江戸時代から夏バテ対策として飲まれ「俳句の夏の季語」としても親しまれてきました。

「酒」の文字が入っていますが、ノンアルコールです。パッケージに「アルコール0%」と表示されているものを選ぶといいです。

ストレートタイプのものは、そのままドリンクとして飲むことができます。

また、料理やお菓子作りに使う場合には、濃縮タイプがおすすめ。こちらは2〜3倍に濃縮された甘酒を薄めて使用します。

米飴

うるち米やもち米などの穀物と麦芽を糖化させて煮詰めた昔ながらの甘味料です。原材料は米（もち米）と麦芽。砂糖と比べ、やさしい素朴な甘みが特徴です。玄米、白米、もち米など、米の種類によって味や風味が変わるので、お好みのものを探してみてください。

砂糖の代わりに料理やお菓子作りに使用できる他、パンケーキやきなこ餅にそのままかけて食べることができます。

私が主宰する料理教室では、おせちの黒豆煮、煮ものなどに活用しています。少し甘みを足したいときなどにも便利です。

てんさい糖

北海道原産のてんさい（甜菜）から作られた甘味料。ビート糖とも呼ばれています。糖蜜を使って作られているので、カリウム、カルシウム、リン、マグネシウムなどのミネラルが含まれています。また天然オリゴ糖が含有され、お腹にやさしい糖分といわれています。

料理やお菓子など幅広く使えるのが特徴。粒状のものが一般的ですが、お菓子作り用に溶けやすい粉末タイプもあります。我が家ではパンケーキやクッキーなどのお菓子作りに使うことが多いです。

第4章

自分のからだが好きになる「しあわせごはん」メソッド

最初の一歩は自分をほめること

あなたは自分のからだが好きですか?

「あまり好きじゃない」「どちらかというと嫌いかも」という方にこそ、この後のワークを試してもらえたらと思います。

そもそも「自分のからだが好きか嫌いかなんて、考えたことがなかった」という方もいるでしょう。

そんな方はぜひ、第2章の「しあわせ感度」を高める12種類のワークの中から、興味のあるものを選んで実践してみてください。

私がおすすめするのは、スイーツを食べるときに自分に感謝する「6. 感謝のワーク」、本当に食べたいものを作る「8. 好きな料理ワーク」です。

いずれも子どもや家族ではなく、「自分ファースト」という自分を優先するワークです。続けていくと、今よりも自分を大切に思え、自分のからだにも意識が向くようになるかもしれません。

あなたが今どんな体型だったとしても、これからの人生で「自分のからだが好き」といえることはとても大切なことです。

なぜなら、「自分のからだが好き」であることは「自分が好き」にもつながり、「心身の健康やしあわせ」にもつながってくるからです。

ここでは他人や世間が定めた価値観や評価ではなく、自分の価値観を優先できることがポイントになります。いくら他人に「うらやましい体型ですね」「理想的な体型ですね」といわれても、自分がそう思えなければ意味がありませんから。

こんなふうに話している私は、今でこそ講師という立場で、たくさんの悩める親御さんたちをサポートしていますが、20代は自分のからだが嫌いでした。

中高生の頃にバレーボールをやっていたこともあり、もともと骨太でがっしり体型。女性らしいファッションが似合わず、それが悩みでもありました。

コピーライター時代、私とは対照的に、からだの曲線が柔らかで、メリハリのある体型をした女性がいました。キッチリ仕事ができるのでクライアントの評価が高い人でした。

その方と比べては「彼女のような体型になりたい。彼女みたいにもっと仕事ができてクライアントに認められたい」とひそかに落ち込んでいました。

そんな私があることをはじめたことで、少しずつ内面が変わり、その後自分のからだへの捉え方も変わっていきました。

それは「自分をほめること」です。

ほめることの効果はいろいろありますが、私が良かったと思うのは、ほめることでありのままの自分を受け入れられるようになったことです。

例えば、それまでの自分だったら、つい他の女性と自分を比較したり、仕事ができる女性の前で萎縮したりしていましたが、そういうことが気にならなくなりました。
他にも持って生まれた体型や、自分にしかできない「仕事の強み」も認められるようになりました。つまり自分を認め、受け入れること「自己受容」ができるようになったのです。

私と同じくらいか、前後の世代（１９６０～８０年代生まれ）の親御さんたちは「自分をほめる」ことだけでなく、「ほめられること」にも慣れていない方が多いと思います。私自身、これまでの人生で、親や学校の先生、身近な人にほめられる機会がほとんどありませんでした。

親になってからは、仕事はもちろん、家事や子育てでほめられる機会はほとんどなく、時々ほめられると「いえいえ」などと謙遜していました。
でも、自分をほめる「ほめるワーク」を取り入れてからは、ほめられたらしっかり

「ありがとうございます」と、感謝の言葉で返せるようになっていきました。

この「ほめるワーク」は誰でも簡単にできるワークです。多くの親御さんにも体験してもらい、「自分のからだが好きになる」きっかけになったら嬉しいです。

ほめるワーク

用意するもの

紙とペン（仲間とオンライン上で実践する場合はグループスレッドに投稿）

やり方

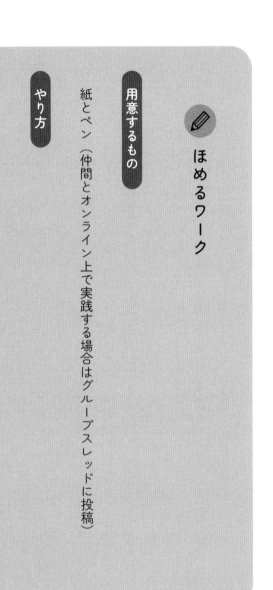

１日を振り返り、自分をほめる出来事や行いを２〜３つほどノートに書き出します。

一度書いた内容は繰り返し書きません。

文章の最後はできるだけ「素晴らしい」「素敵」「いいね」といった「ほめる」言葉で終了します。


よく出てくる言い回しや口癖があればメモをして後で見返してみましょう。

その言葉に「思い込み」や「思い癖」が出ている場合があると感じたら、その言葉もメモしておきましょう。

「ほめるワーク」で得た気づきや発見、
感想などをＬＩＮＥ公式アカウントでシェアをして、
「自分のからだを好きになる一歩」を
踏み出してください
（本書の最後のページにＬＩＮＥ公式アカウントのご案内があります）

例ではテーマごとにわけていますが、わけなくても大丈夫です。

つい頑張ったことをほめがちですが、ここでは「いつもよりちょっぴりできたこと」「日々当たり前のようにやっていること」など、なんでもいいので、自由に自分をほめてください。

長期間やればやるほど「ほめ上手」になり、「自己受容」ができるようになります。

期間

おすすめは1ヶ月間です。まずは1〜2週間続けてみてください。

記入例

【からだ】

疲れた足を足湯で労った私は素晴らしい。

熱で寝込んで、からだの大切さを実感できた私はえらい。

体型がはっきりとわかるスリムパンツを5年ぶりに履けた私、素敵だね。

1年前から体重が変わらないのに「悪くないかも」と思えた私、いいね。

空腹時に飲んだスープがからだに染みて、笑顔になった私は素晴らしい。


【食】

朝6時に起きて夫と娘のお弁当を作った私は素晴らしい。

子どもたちに「早く食べなさい」とせかさずに見守れた私、進歩している。

「パンフェス」に行って、自分と家族の好きなパンを選べた私は素晴らしい。

食べすぎて翌日からだがだるくなったが、そのことに気づけた私はすごい。

自分のために好きなコロッケを作った私、すごいぞ。


【子育て】

子どもの歯磨きの仕上げを毎日やっている私、いいね。

子どもが駄々をこねている姿を見てかわいいと思えた私、素晴らしい。

支度が進まない娘に対して「行きたくなかったら行かなくてもいいよ」とやさしく声掛けできた私って最高。

子どもの習い事の送り迎えを週3回やっている私は素晴らしい。

子どものリクエストに応えて、カレーを作っている私ってすごい。

肌と腸が喜ぶ食材を摂る

ここでは「自分のからだを好きになる」というテーマの続きで肌について触れます。なぜ肌なのかというと、肌の状態が健康のバロメーターになること、もう1つは肌と腸は密接な関係にあるからです。

私が学んできた「望診」や「薬膳」では、食べたもの（栄養素）が肌に影響を与えると考えられていて、腸が栄養素を適切に吸収できないと、肌は栄養不足になり、肌あれや肌トラブルの原因になる場合もあるとされています。

また、腸は体内の老廃物や毒素などを排出するデトックスの役割を持つ臓器の1つでもあります。腸が正常に機能していないと、毒素や老廃物が溜まりやすく、それが腸だけでなく肌のトラブルにつながる可能性があります。

例えばチョコレートやナッツを食べすぎた翌日に、顔に吹き出物ができた経験をした方は、少なくないのではないでしょうか。

私の講座を受けたお客様の中で、肌にトラブルがあった方には、まず腸に負担をかけている食べものを「望診」や「問診」によって特定して減らしてもらい、次におすすめの食材やメニューを摂るようにアドバイスをしてきました。

食事だけでなく、からだを動かすことも大切で、老廃物を排出しやすいからだにするために、積極的に歩いたり、半身浴をして適度に汗をかいたりすることもおすすめしています。

ここでは食を中心に、日常に取り入れやすいように「肌と腸のために常備したい３つの食材」「腸と肌に負担がかからない食べ方」について紹介します。ぜひ試してみてください。

常備したい3つの食材

肌と腸のために日常で積極的に取り入れたいものはたくさんありますが、ここでは自宅に常備しておきたい3つの食材を紹介します。いずれも日本で古くから食べられている食材です。

葛

「葛」はまめ科の多年草で、葛の根から作られるでんぷん質の食材。スーパーフードとして知られ、日本の伝統的な「葛もち」「葛切り」などの和菓子にも使われています。また、薬草としてからだを温めたり、お腹の調子を整えたりするときにも使われてきました。

白砂糖や添加物が入っている「葛湯」という商品もありますが、腸を整えたい場合はそういったものではなく、「原材料：本葛」と書かれている「本葛100％」を選べるといいです。

胃腸が疲れているとき、からだが冷えているときなどに自家製の葛湯を作って飲むのがおすすめです。２００㎖の水に、水で溶いた小さじ1の葛を入れて、混ぜながら沸騰させます。少し煮たらでき上がり。お好みで少量の塩や醤油を入れてお飲みください。

子どもは米飴やりんごジュースなどを少量入れると飲みやすいです。料理ではスープや中華料理のとろみづけにも活躍します。片栗粉よりもやさしいとろみがつくので、胃腸が繊細な方、小さいお子さんにも向いています。

大根

私が代表理事を務めるレシピセラピスト®協会の「おうちケア講座」では、身近な食材で体調をケアする「お手当てドリンク」を紹介しています。その中で一番登場する食材が「大根」。日々の食事に積極的に取り入れてもらいたい食材の1つです。

青魚に添えられる大根おろし、刺身のツマなどでも知られる「大根」は、アミラーゼという消化酵素が多く含まれ、消化をサポートする役割を果たします。

以前は「大根おろしって、添えものでしょ」くらいに考えていた私ですが、青魚や天ぷらなどにたっぷりの大根おろしと柑橘汁で食べるようになってから、食後に胃がもたれなくなりました。

「大根」は主役ではないけれどいろいろな使い方ができ、食べてもお腹を壊さないというところから「大根役者」という言葉が生まれたという説があります（諸説あり）。

我が家でも通年常備している野菜で、薬味としてだけでなく、味噌汁や寄せ鍋の具材にしたり、大根おろしにして鍋に入れたり、ふろふき大根やぶり大根などおかずとしても大活躍。常備菜として主役級の働きをしてくれます。

はと麦

スーパーフードと呼ばれる雑穀は多いのですが、お肌のケアにはなんといっても「はと麦」です。「イボ取り草」の名前で知っている方もいるかもしれません。ビタミンB群が豊富に含まれているので、抗炎症作用があり、イボ、吹き出物、シミなどに働きかけます。

手軽に使いたい方はごはんに混ぜるのがおすすめです。米に２～３割のはと麦を混ぜて炊きます。大きさ５～６㎜と存在感があり、プチプチとした食感と食べ応えが楽しめます。

スープに混ぜるなら、玉ねぎ、人参、キャベツなどの甘い野菜と煮込み、甘味のある自然海塩や白味噌で味つけすると、素材の味が引き立ちます。

また、はと麦を焙煎した「はと麦茶」もドラッグストアやスーパーで見かけるようになったので、ぜひチェックしてみてください。

腸や肌にやさしい食べ方

腸や肌への負担を少なくする食べ方があります。すぐに取り入れられるのは、日々の料理に薬味を添えることです。

薬味とは料理に添えられている少量の香辛料や香味野菜のこと。定食屋などで焼き魚に添えられている大根おろしやレモン、刺身に添えられている大根のツマやわさびなどを思い浮かべてみてください。それらが薬味の一種です。

薬味は料理や食材の香りや風味に彩りを添えるだけでなく、動物性食品や油っぽい料理の消化を促す役割などもあり、腸を労る食べ方を叶えてくれます。日々の料理に積極的に取り入れましょう。

ここでは「薬の役割」や「薬味の種類」「使い方の例」について紹介します。

薬味の役割

・料理に風味や香りを添える
・消化を促す
・食欲を増す
・食材の臭みを消す

薬味の種類「香味野菜」

料理に豊かな香りや風味をつけ、彩りを与えるもの。肉や魚などの臭み消しとしても使われます。

おすすめの香味野菜：ネギ、大根、ワサビ、ミョウガ、大葉　など

薬味の種類「柑橘類」

主に絞り汁や皮を使用。柑橘の酸味や皮の爽やかな香りが素材の味を引き立て、食欲増進を促します。また、青魚や肉などの油脂の多い食材と合わせることで消化をサポートする役割も果たします。

おすすめの柑橘類：レモン、ゆず、すだち、かぼす、シークワーサー　など

薬味の種類「香辛料」

ハーブやスパイスなどの香辛料系の薬味は、料理に色や香り、味のアクセントを加えます。また、肉や魚の臭み消しとしても使われます。

おすすめの香辛料：唐辛子、山椒、からし、にんにく、生姜　など

薬味の使用例

青魚＋大根おろし、かぼす
カツオのタタキ＋玉ネギ、ミョウガ、小ネギ、大葉、生姜
刺身＋大根のツマ、大葉、わさび
とんかつや鳥の唐揚げ＋からし、レモン
冷奴＋生姜、ネギ
そば＋ネギ、わさび、唐辛子
うなぎ＋山椒、ネギ

からだとこころを「循環」させる

「自分のからだを好きになる」ためには「健康」であることがベースになります。仮に闘病中であっても、病気である自分を受け入れ、しあわせを感じながら暮らしてい

る方はいると思いますが、大抵の場合、病気になっている自分の「からだが好き」という気持ちにはならないと思います。

では「健康」とはどういう状態のことでしょう?

辞書では「からだに悪いところがなく、健やかな状態」と記されています。

その言葉だけではイメージしにくいですよね。

実は、長男がお世話になった小児科の医師が「健康とは何か」を言語化した言葉があり、それが私の指針になっているので紹介します。

その医師がおっしゃっていた「健康」とは

「機嫌、元気、快食、快眠、快便」の5つがそろっていること。こちらは子どものためのお話でしたが、子どもだけでなく、大人にも通じることだと感じました。

1つずつ説明します。

機嫌:気持ちの面で愉快にすごせているかどうか。

元気：からだの調子が良いこと。気力や活力に満ちていること。
快食：体調が良く、食事が進むこと。自分にとっての適量を気持ちよく、おいしく食べられること。
快眠：心地良く、ぐっすり眠れること。十分な睡眠時間が確保でき、翌朝に疲れを残さないこと。
快便：気持ちよく便を出せること。胃腸の働きが正常で、便秘や下痢などの問題がなく、排便がスムーズなこと。

この５つの要素の中で「しあわせごはん」メソッドと特に共通することがありました。


そのキーワードが「循環」です。

「快食」と「快便」、つまり「食べて排出する」という「からだの循環」。

もう１つが「機嫌」や「元気」という気持ちを巡らせる「こころの循環」です。

「こころの循環」と聞いてピンと来ない方もいると思うので説明します。

「からだの循環」で「食べて排出する」の「食べて」にあたるのは、「こころの循環」では「受け取る」や「受け入れる」こと。

「からだの循環」で「食べて排出する」の「排出」にあたるのは、「こころの循環」では「シェア」や「アウトプット」すること。

過去に溜め込んできたネガティブな感情や日々押さえ込んできた感情に気づき、ノートに記したり、人にシェアをします。

本書の第2章では、そんな「アウトプット」という意図があり、ワークノートに記入することをおすすめしました。

この「からだとこころの循環」こそが「心身の健康」のカギになります。

事例として、私の受講生の事例をお話しします（詳しくは第5章「健康としあわせを手にした方たちの事例集」の事例2にも記載されています）。

小坂さん（仮名）は小学2年生の頃から、ダイエットに挑戦してはリバウンドを繰り返してきた筋金入りのダイエッター。ぽっちゃりとした自分のからだにコンプレックスを持っていました。

食事をするときはいつも「この食べものは太りやすいか、太りにくいか」を基準に選んでいたため、当然、食べることが楽しいと思ったことのないまま大人になり、結婚・出産をしました。

産後、共働きでワンオペ状態になり、自分の体調が悪かったにも関わらず、子どもや夫のことを優先する生活。その状態で５年後に次男を出産しました。

次男の離乳食に悩んでいたのをきっかけに、私が主宰する料理教室に参加。その後、マンツーマンの「食のアドバイスコース」で「食とこころ」の両面から整えていったところ、４ヶ月で10kgの減量に成功。自分に自信を持ち、コンプレックスだった自分のからだが好きになりました。

小坂さんが「自分のからだが好きになった」理由の１つは、食事の調整で減量に成功したこと。つまり「からだの循環」がスムーズにできるようになったからです。

もう1つはカフェでゆっくりお茶を飲んだり、好きな食器や雑貨をそろえたり、これまでにはなかった小さなしあわせを感じられるようになったこと。こちらは「しあわせ感度が高まり「こころの循環」がスムーズに流れるようになったからです。

この2つの循環が巡るようになったことが大きかったと、小坂さんは振り返ります。

では、どのようなプロセスで「こころとからだの循環」ができるようになったのか。

実は、本書で紹介してきた内容とほぼ同じプロセスなので、いくつかピックアップしてみます。

・様々なワークを実践して「しあわせ感度」を高めること。
・季節や素材の味を楽しみながら生活すること。
・自分をほめて、自己受容を高めること。
・「基本となる3つの食のルール」で食生活を整えたこと。
・「肌と腸が喜ぶ食材」を摂り、心身の調子を整えたこと。などさらに、ここでもう1つ「こころの循環」に欠かせない「呼吸ワーク」を紹介します。

呼吸は「吐いて吸う」という「循環」です。五感を使った様々なワークと同様に「今」を感じるためのツールが「呼吸」なのです。

何より大切なのは、すべての意識を「呼吸」と「自分自身」に向けること。意識を向けることで、過去や未来ではなく「今」に集中できるようになります。

また、「呼吸」には、他にも副交感神経をスムーズに働かせ、緊張感を和らげリラックスさせる働きなどもあります。

30秒くらいからで良いので、日常のいろいろなシーンで1日何回もやってみてください。

例えば、朝起きて日光を浴びながら、あるいは寝る前に布団の中で、お風呂の中、信号待ち、レジ待ちなど、好きなときに好きな場所で実践できます。

座った姿勢でなくても、立ったまま、寝ながらでも「呼吸ワーク」はできます。

呼吸ワーク

❶目を閉じて、口から「はぁー」とため息をつくように力を抜きながら息を吐きます。

❷次に鼻からゆっくり吸います。口から息を吐くときに、お腹を凹ませるようにし、息を吸うときは、お腹を膨らませるようにして呼吸をします。

❸①、②を3回くらい繰り返したら、次に鼻から吸って鼻から吐く呼吸をゆっくり繰り返します。

❹鼻から息を吐く呼吸の音を聞きながら、意識を呼吸だけに集中させます。雑念が出たり、まわりが気になったりしたら、その都度、呼吸に意識を戻しながら続けます。

顔に出る不調のサインを知る

生まれたばかりの赤ちゃんの肌はツルツルで、ホクロやシミがないのが一般的です（稀に生まれつきホクロのある赤ちゃんもいます）。

成長するにつれて肌が荒れたり、ホクロやシミが増えたりしますが、実はこのホクロやシミなどが「内臓からのサイン」だということを知っていますか？

中国の陰陽五行説がベースになっている「望診法」は、顔やからだに出るサインを視覚的に読み解く方法。ホクロ、シミ、吹き出物などの他に、爪・髪・舌の色や形状などを内臓の不調のサインとして診ます。

例えば「下唇が荒れている」のは「大腸」の不調のサイン。「頬の毛穴が開いている」のは「肺」の不調のサイン。「目の下にクマがある」「顎の下に吹き出物がある」

などは「生殖器・膀胱」の不調のサインとして診ます（実際の個別相談では、1ヶ所のサインだけで診断することはありません）。

「望診法」のベースは五行説と呼ばれる考え方「木《もっ》、火《か》、土《どっ》、金《こん》、水《すい》」の5つの要素のバランスと「循環」で成り立っています。

臓器と季節にあてはめると「木」（春）＝「肝・胆嚢」、「火」（夏）＝「心・小腸」、「土」（晩夏）＝「脾・胃」、「金」（秋）＝「肺・大腸」、「水」（冬）＝「腎・膀胱」に分類されます。

ここでは「顔に出る不調のサイン」としてわかりやすいように「金」（秋）に分類される「肺・大腸」を取り上げます。「望診」では「肺・大腸」の臓器は表裏の関係にあり、「免疫力」を司る主要な臓器として知られています。

「肺」は呼吸に関わり、負担がかかると、咳、鼻炎、花粉症、肌荒れなどの疾患につながります。

また、大腸は、からだにとっての有害物質を排出する働きがあり、うまく働かないと「肺」に関連した症状が出やすくなります。

例えば「便秘」になることで肌に吹き出物が出やすくなる、鼻炎や花粉症などの症状が出る場合もあります。

「肺」と「大腸」の不調のサインと「おすすめの食材」をいくつかピックアップします。

肺と大腸の不調を知らせるサインと、整えるためのおすすめ食材

以下の3つのサインのうち、1つでも当てはまる場合は、肺や大腸が弱っているかもしれません。参考にしてみてください。


【小鼻】(肺の不調のサイン) 小鼻に赤み、ホクロやシミがある。

【頬】(肺の不調のサイン) 頬の毛穴が開いている。頬のあたりに吹き出物やシミ、ホクロが多い。

【下唇】(大腸の不調のサイン) ホクロやイボ、縦ジワがある。下唇が荒れている。

【上唇】(胃の不調のサイン) 上唇は胃のサインです。下唇同様、上唇にホクロやシミ、荒れなど、いずれかがあれば、腸だけでなく、胃にも負担がかかっている場合が考えられます。


ここでは負担がかかっている「肺・大腸」を整えるための「おすすめ食材とメニュー」を紹介します。不調のサインが出ているときに、これらの食材を摂ることで、負担が

かかっている「肺・大腸」に働きかけ、からだを整えることができます。

現在、サインが出ていなくても「体調不良のときにサインが出る」、「季節の変わり目にサインが出る」場合にも「おすすめの食材とメニュー」が活用できます。

第3章の「砂糖抜きチャレンジ」とあわせて実践できると、より体調の変化を実感できると思います。

今回は「肺・大腸」のピンポイントでの紹介ですので、まずはお試しで日々の食事に取り入れてみてください。

【肺・大腸を整えるためのおすすめの食材】

大根、れんこん、里芋、長芋、玉ねぎ、白菜、ネギ、こんにゃく　など

【肺・大腸を整えるためのおすすめのメニュー】

主食：おろしそば、とろろごはん、梅としそのごはん

汁もの：オニオンスープ、菜の花のすまし汁、大根としめじの味噌汁

おかず：れんこんきんぴら、里芋のゆず味噌和え、ふろふき大根、筑前煮

この章では「自分のからだを好きになる」というテーマでお届けしてきました。「自分のからだが好き」であることは、「自分が好き」になることにもつながり、「からだとこころ」の健康やしあわせにもつながります。

「からだとこころ」は密接な関係があり、表裏一体。だからこそ「からだの循環」と「こころの循環」が大切になります。

つまり「からだとこころ」の両方が自分自身であり、その両方を大事にしてほしいのです。

自分を大切にする方法の1つとして、この章では「ほめるワーク」「肌と腸が喜ぶ食材」「呼吸ワーク」などをおすすめしてきました。いずれも今すぐ実践できることです。

本書を読んでインプットしておしまいではなく、ぜひ日常に取り入れ、気づいたこ

とや感じたことをアウトプットしてみてください。

「アウトプットが苦手なんだけど……」という方は、スマホのメモや紙の切れ端でもいいので、思ったことを書き留めましょう。

それが「自分のからだを好きになる」「自分を好きになる」大きな一歩になるはずです。

第5章

健康としあわせを手にした方たちの事例集

食とこころからアプローチする「しあわせごはん」メソッドは、私が主宰する料理教室「蓮の実キッチン」に通っていた親御さん向けに開発したものです。

その後、マンツーマンの「食のアドバイスコース」やオンラインによる「レシピセラピスト®養成講座」にもこのメソッドを使い、多くの方たちの心身を整え、ときには人生を変容させてきました。

期間や詳細は異なるところはありますが、いずれも「しあわせごはん」メソッドがベースになった「しあわせ感度ワーク」や和食の知恵を日常に取り入れて、からだやこころが変化した方たちです。

どのようなきっかけでこのメソッドを取り入れ、実践し、しあわせを手にしたのかを紹介します。

○事例１
門田さん（仮名）会社員
家族構成：夫、子ども（３歳・男児）

「私はＰＭＳのイライラと腹痛から解放され、子どもは通院が減りました」

半導体メーカーに勤務し、ワンオペで家事、育児をこなしていた門田さんは、お子さんが体調を崩しがちなことに悩んでいました。日々の食生活を見直したいと考えていたところ、食とこころの「しあわせごはん」メソッドに出会いました。習ったことを素直に実践する方で、最初の２〜３ヶ月で変化を実感していました。

Ｑ：受講前はどんなお悩みがありましたか？

Ａ：３歳になった子どもがよく風邪をひいたり、熱を出したりして体調を崩しやすく、通院する機会が増えていました。

朝、体調が悪いのがわかっても、有給があまり残っていなかったので保育園に預けて会社に行くしかなくて……。そんなふうに無理に保育園に預けた日は、決まって園から連絡があってお迎えに行くことになり、結局、病院に連れて行くことになりました。

今思うと、無理に行かせなくても良かったと思うのですが、当時は仕事と家事、子育てでいっぱいいっぱいで「無理に行かせてかわいそうなことをした」と思う余裕すらありませんでした。

子どもは体調を崩しがちで手がかかり、夫は私の思い通りに動いてくれない……。そんな夫に対して「もっと家事を手伝ってほしい」「子どもの面倒もみてほしい」という思いが強く、いつもイライラしていました。

Q：どのような変化がありましたか？

A：講座を受ける前、子どもは多いときで月に3回ぐらい通院していました。受講終了後の今は、病院に連れて行く機会がほとんどなくなり、元気にすごせるようになりました。
以前は「子どもが体調不良になったらどうしよう」という不安が強かったのですが、今では食生活で自分のからだを整えられるようになったり、日常で使える「呼吸ワーク」を取り入れたりすることで、気持ちの面が安定し、不安感が減り、どんと構えられるようになりました。

Q：ご自身のからだとこころはどのように変化しましたか？

A：まずはごはんを中心に味噌汁、焼き魚や煮もの、蒸し野菜、漬けものなど、和食をしっかり食べながら、気づいたらスルスルっと8kgぐらい落ちて、からだが軽くなりました。
他にPMS（月経前症候群）の症状がなくなったのも嬉しかったです。若い頃から生理前にイライラすることが多かったので、それが不調だという認識はなかったのですが、気づいたらイライラも生理痛もなくなりました。

体調の変化では、痩せたのも嬉しかったのですが、もっと嬉しかったのは頭がクリアになったことです。以前から頭痛とは別に、頭に靄がかかったような感覚が常にあったのがなくなり、靄が晴れたように頭がクリアになりました。

精神面では、気持ちのアップダウンが減って、家族にやさしく接することができるようになりました。

以前は夫に対してかなりきつく当たっていたと思います。当時はコロナ禍で、2歳の子どもを一人で見ながら在宅勤務をしていました。

会社側から徹底した感染症対策や体調管理を強いられていたこともあり、精神的に追い詰められ、「なぜ私一人で子どもの面倒をみなければいけないの?」など、夫に対してネガティブな感情を持ち、それが態度に出ていたのだと思います。

私は普通に接していたつもりでしたが、最近になって夫に

「以前は雰囲気が怖くて、気軽に話しかけられるような感じではなかった」といわれ

ました（笑）。今はそんな状態も改善され、お互いにいろいろと相談できる関係になっています。

Q：どのような食生活に変えたのですか？

A：まずは「食の引き算」が大事だということを習ったので、摂りすぎてきた甘いパンやスイーツをお休みしました。それまでは毎朝、コンビニで菓子パンとコーヒーを買って、車の中で食べるのが日課でした。

また、冷凍パスタやスーパーの惣菜の他に、揚げものや炒めものなどを食べることが多かったのですが、ごはん、味噌汁、副菜、漬けものという和食中心の一汁一菜または一汁二菜に変えました。

それまでは日々の食事を変えるのは難しいと思っていたのですが、一人で取り組むのではなくて、グループを組み、食べすぎていた食べもの（私の場合はスイーツやパン）をお休みし、その時々の気持ちやからだの変化をシェアしながら実践したので、思っていたよりも簡単に食生活を変えることができたと思います。

Q：お子さんへの言動は変わりましたか？

A：子どもに無理やり食べさせなくなったのも大きな変化かなと思います。以前は朝食を残そうとする子どもに、「食べないと後でお腹がすいて動けないよ」と無理に食べさせていましたが、そんなときには必ずといっていいほど、熱が出るなどの体調不良で保育園から呼び出しがありました。

食欲がないのはからだからのサインだったのだと、今ならわかりますが、当時私は食べないと体調を崩すという不安があり、子どもに食べることを強要していました。また「りんごワーク」や「しあわせ感度ワーク」を習慣にしたら、ごはんを味わってゆっくり食べるなど五感を使えるようになり、自分のネガティブな感情に引きずられなくなりました。

以前は「こうすれば良かった」という後悔の念や「こうなったらどうしよう」といった未来の不安ばかり考えていたなと思います。

今は自分でも驚くほど、ネガティブな発想が思い浮かばないです。

もちろん、落ち込んだりすることもありますが、そこに留まらず、自分で気持ちを切り替えることができるようになっています。

○事例2

小坂さん（仮名）会社員

家族構成：夫、子ども（7歳男児・2歳男児）

「楽しく食べて、無理なく減量に成功。

家事も育児もしてくれなかった夫との関係が改善しました」

小坂さんは私が主宰する離乳食教室に通っていた方です。最初にお会いしたときの印象は、感情を表に出さないタイプで、笑顔を見る機会はほとんどありませんでした。

健康を取り戻した今は、笑顔が見られ、別人のように明るくなっています。体調の変化に加え、減量に成功したことが自信になったようです。

Q：受講前はどんな状態だったのですか？

A：疲れやすく、しょっちゅう頭痛があり、常にイライラしているような状態でした。夫は家事や子育ては女性がやるものという考え方があって、共働きでしたが、一切手伝わない人でした。次男の出産後、体調不良でしたが、仕方なく私がワンオペで回していました。

「少しでいいから手伝って欲しい」とお願いしても耳を傾けてくれず、また当時の私は完璧主義なところがあり、洗濯も洗いものも手抜きができず、家事に子育てに追われてクタクタ……。子どもが寝た後に、息抜きにアイスを食べることが唯一の楽しみでした。

Q：食生活を変えたことで、どのような変化がありましたか？

A：月に２〜３回ほどあった偏頭痛がなくなり、かなり体調が良くなりました。他には、１歳の次男を抱っこ紐で抱っこしながら２万歩歩いて帰っても、家事ができるくらい体力がつきました。

以前は会社から帰って座ってしまうと動けなくなるので「絶対座らない」と決めて、頑張って動いていたので、そう考えるとかなり変化したと思います。

体重は４ヶ月で10kg減りました。それまで何回も減量してはリバウンドを繰り返し、ずっと悩んできたのですが、それが一気に解決したので驚きました。

私は、小学生の頃からぽっちゃりした体型で、ずっと減量のことばかり考えてきたので、料理することも食べることも楽しいと思ったことはありませんでした。結婚したばかりの頃は、外食に出るか惣菜を買って食べていたので、キッチンを使うことがなかったです。

次男の離乳食がはじまるのを機に、松井先生の教室で料理を習うようになり、簡単で健康的な和食が作れるようになってから、食に対してかなり前向きになりました。

食べるときはいつも「これだったら太りにくいだろう」という基準で、食材やメニューを選んで食べていたので、食事そのものも楽しいと思ったことがなかったのですが、今は料理も食事も楽しめるようになりました。

楽しく食べて、健康的に体重がみるみる減るなんて、想像すらしてなかったので、それが現実となって感激しました。

痩せただけでなく「自分で体形のコントロールができるようになった」というのが最大の変化であり、喜びです。

Q:「食のアドバイスコース」を進める上で、特にどんな学びが役に立ちましたか?

A:陰陽五行説がベースになっている「望診法」の結果をもとに、「おすすめの食材やメニュー」を具体的にピックアップしてもらいました。

当時は、真冬でもアイスコーヒーや炭酸水を1日4、5杯飲み、食事はお肉と生野菜が中心でごはんが少なめ。ごはんの量を減らしていたのに、甘いものは食べていました。アドバイスに従って、温かいお茶を飲むように心掛け、ごはんはしっかり食べ、味噌汁と油少なめのおかずを添えるようにしました。

当時、料理が苦手な人でもできる簡単な鍋料理をすすめられ、よく作って食べていました。自分では気づいてなかったのですが、からだが冷えていたらしく、温かいものを多く摂るように気をつけました。

食以外では「ほめるワーク」という、自分をほめるワークを松井先生とやっていました。そこで出た言葉を手帳に書いて持ち歩いたり、冷蔵庫に貼ったりして毎日眺めていました。

どんな言葉かというと、「私は日々、子どもの世話をしていて素晴らしい」「料理が苦手だったけど、今は料理を楽しめている私はすごい」といった、日々の自分をほめるような内容です。

それまでは自分をほめるという発想すらなかったので、毎日その言葉を自分に聞かせて取り入れることで、少しずつ自分を認められるようになっていったと思います。

特に「呼吸ワーク」は、どこでも時間をかけずにできるので、取り入れやすかったです。歩きながらでもできるので、私は保育園の送り迎えのときに、呼吸を意識しながら毎日やっていました。

他にも会社のトイレやお風呂の中など、ほんの数分、呼吸に意識を向けることで、自分に戻る時間が増え、イライラしたり、焦ったりすることから解放されていったように思います。

このように徐々に穏やかな時間が増えたことで、体調面にも影響が出て、結果として減量にもつながったと思っています。

Q：体調以外の変化はありましたか？

A：夫との関係が劇的に良くなりました。実は、子どもが生まれてから夫との関係がギクシャクしていたのです。以前は私も夫も仕事が忙しく、家事の分担などで揉めごとが絶えませんでした。

共働きなのに、私だけが家事をやっていることが辛くて、よく松井先生や同僚に夫の愚痴をいっていました（笑）。

そんな私を見兼ねてか、ある日先生から

「小坂さん、我慢しないで好きなこと、やっていいんですよ」といわれ、驚いたのを覚えています。母親になった私にそんな言葉をかけてくれる人はいなかったから……。

出産してから子どものこと、夫のことが第一で、自分のことをすべて後回しにしてきたんです。先生に「好きなことをしていい」といわれて、目の前がパッと明るくなったような気分でした。

Q：ご主人の変化について教えてください。

A：夫は全くといっていいほど家事も子育てもやってくれなかったのですが、そんな夫に「なんで手伝ってくれないの？」という責める気持ちをぶつけていました。私が料理教室に通ったり、好きなことをやるようになったり、体調が良くなるにつれて、夫に家事を強要する気持ちがなくなっていきました。すると、気づいたときには夫が私を応援してくれるようになり、自ら家事や育児をするようになりました。

小学校2年生になる長男にも変化がありました。それまで長男はやりたいことがあっても「どうせいっても無駄でしょう」というような感じで、自分の感情を表に出さない子どもでした。私の体調が悪かったこともあり、子どものやりたいことを応援するような心境になれず、長男もそれを察していたのだと思います。

そんな状況だったので、私が食生活を変えるようになってから、長男が「サッカー、やりたい」といい出したときは、本当に嬉しかったです。家の近くにあるサッカーチームに入り、夫が送迎をすることになりました。最初は見学していたのですが、いつの間にかコーチを引き受け、今では二人で楽しそうに通っています。

夫は元々子育てに消極的だったので、本当に変わったなと思います。

私の体調や気持ちが変化したことで、子どもも夫もどんどん良い方向に変わったことが何より嬉しいです。

今私は、この「しあわせごはん」のメソッドを伝える認定講師になる勉強をはじめたところです。私の人生が激変したこのメソッドで、たくさんの方をサポートしていけたらと思っています。

○事例3

村西さん（仮名）・主婦
家族構成：夫、子ども（6歳女児・3歳女児）

「子どもに対してイライラが抑えられませんでしたが、今はこころから『かわいい』と思えるようになりました」

以前、私の料理教室に通っていた村西さん。
義理の両親に、結婚後すぐに「うちの嫁は代々男の子を産んでいるから、あなたも男の子を産んでね」とプレッシャーをかけられ、女の子を出産したときには、「合わせる顔がない」と追い詰められたような気持ちになったといいます。
長女出産後は、子どもの教育や躾に対してのプレッシャーをかけられ、思うようにならない子育てに悩み苦しんでいました。

村西さんと久しぶりに再会したのは、次女の出産直後。義理の両親への苦い思いを抱えたまま子育てをしていて、子どもに手を上げそうになったことがあり、「この先どうしたらいいいんだろう」と途方に暮れていました。

食についても、子どもに良いものを食べさせたいけど、具体的に何をどうすればいいのかわからないと悩んでいたところだったので、「しあわせごはん」メソッドがしっかり学べるレシピセラピスト®養成講座をおすすめしました。

Q：受講前の様子を教えてください。

A：遠方に住んでいる義理の両親が教育熱心で、長女や次女の子育てや躾などについて頻繁に連絡があることに戸惑っていた時期でした。

例えば私に子どもの躾や育児の本を送ってきたり、「教育をしっかりして欲しい」という意図で知育の絵本などを送ってきたり……。日曜日にゆっくり休んでいると、メールで「今週はまだ孫の写真が届いてないけれど、早く送ってくれる？」と写真を催促するメッセージがよく送られてきました。

そんなやりとりがあったので、自分の子どもである前に義理の両親の孫を預かっているという感覚が強く「ちゃんと育てなくちゃ」と身構えていたと思います。遠方に住んでいるから時々しか会わないのに、いつも見張られている感じがして、子どもの食べこぼしや指しゃぶりも「早く直さなくちゃ」と、逐一子どもに注意していました。

そんなときに目にしたのが、以前お世話になった松井先生主宰の養成講座。その内容が「食とこころを整える」というコンセプトだと知り、「これだ！」と、すがるような思いで受講しました。

Q：具体的にどんなことを実践しましたか？

A：日々の暮らしに、簡単にできる「呼吸ワーク」を取り入れて実践していました。「起きているときは誰でも呼吸をしているから、呼吸ワークはいつでもできるよね」、と松井先生がおっしゃった言葉が印象的で、「確かにその通り」と思って時間があるときにやっていたら、徐々に呼吸に意識を向ける時間が長くなり、こころの重石がとれたように軽やかになっていました。

以前は、散歩に行くのも面倒だったのに、ランニングができるくらい軽やかになり、走りながらも「呼吸ワーク」をやっていたら、さらに軽快に走れるようになっていました。

それだけでなく、家事や育児の段取りを立てなくても、からだが自然に動くようになり、頑張らなくても家事ができるようになりました。

Q：どのような変化がありましたか？

A：とにかく人の目が気になっていました。当時、私の頭の中には常に義理の両親のこと、子どもの教育や躾のことなどがあって、まわりの人に見られているような感覚がありました。「ちゃんとした親を演じなくちゃ」「ボロが出てはいけない」という気持ちが常ににあって、子どもと公園に行くのが嫌だったし、苦痛でした。

公園に着くとすぐに「早く公園から出たい。家に帰りたい」という気持ちになり、時計ばかり気にしていました。

子どもに声を掛けるときは、「あと10分ね。あと5分ね」と帰る時間をカウントダウン……。子どもの気持ちを無視して、自分の気分次第で「はい、帰るから」と遊びを切り上げていました。

そんな私が「呼吸ワーク」を日常生活に取り入れるようになってから、子どもの気持ちを尊重しつつ、子どもとの時間を大事にできるようになっていきました。

忘れられない出来事があります。あるとき子どもが「お母さん、見て見て」と声を掛けてきました。私が顔を上げて子どもを見たら、その瞬間の表情があまりにもかわいくて、驚いたんです。

「うちの子、こんなに可愛かったんだ」という発見とともに、子どもをかわいいと思えている自分を客観視でき、以前の自分との違いにも驚きました。

いつもの公園での一コマだったのですが、そのとき初めて、子どもの存在を受け止められた感覚がありました。同時に、それまでは自分の気分次第で子どもを振り回してきたことにも気づきました。

Q：からだの変化はありましたか？

A：体重は約1年で5kg減り、体脂肪は35％だったのが20％台まで落ちて、気持ちだけでなくからだも軽くなり、動きやすくなりました。以前は四六時中、子どもの言動が気になっていたし、だるく感じる日が多く、動けなかったのです。

食事は、パンやパスタなどの洋食中心から、ごはんと味噌汁をベースにした和食にしました。加えて先ほどお話しした「呼吸ワーク」を取り入れていったら、徐々に動けるようになり、洗濯や掃除などの家事も、気づいたらサクッとこなせるようになっていました。

また、首にたくさんできていた小さなイボが少しずつ取れて、気づいたら肌がツルツルになっていました。まさかイボが取れると思っていなかったので嬉しかったです。

Q：その後、義理のご両親との関係はいかがですか？

A：義理の両親からのプレッシャーを必要以上に感じていたのは私で、私の気持ちが変わり、子どもに向き合えるようになってから、細かいことが気にならなくなりました。

また、最近は私の方から義理の両親と距離を置くようにしました。そうできるようになったのは、自分の気持ちを夫に素直に話せるようになったから。今は義理の両親とのやりとりに夫が入るようになっています。

義理の親とのこと、子どもの躾のことなどで悩んでいたときは、子どもの言動が常に気になり、否定する目線でしか子どもを見られていなかった……。今振り返っても辛い日々でした。あの辛さを忘れたわけではないけれど、今は毎日楽しくラクにすごせています。

将来的にですが、以前の私のように、子どもと一緒にいるのが辛くて悩んでいるお母さんたちに「イライラや悩みを解決できる方法があるよ」と伝えられたらと思っています。

最後までお読みくださり、ありがとうございました。
さて、本書で何度も繰り返し出てきた五感を使った「しあわせ感度ワーク」をはじめとするワークをお伝えしてきました。

あなたはいくつ実践できましたか？

あえてアウトプットやシェアをおすすめしたのは、ワークを日常に取り入れ、身につけてもらいたいという思いがあったからです。
なぜなら、それが日々子どものため、パートナーのため、親のためにとがんばっているあなたが「いつか」ではなく、「今、この瞬間にしあわせになる」方法だからです。

今回、本書の第5章「健康としあわせを手にした方たちの事例集」を執筆するため、改めて受講生にインタビューを行いました。その中で、受講生たちの辛かった過去の話を聞くうち、私自身が食や子育てで悩んでいたときのことを思い出しました。

インタビューをした中で、特に印象的だったのが、子どもへのイライラが抑えられずに悩んでいた村西さんの事例です（村西さんの事例については第5章をご覧ください）。

村西さんは、通常6ヶ月で修了する養成講座を3回連続で継続し、スローペースですが、誰よりも「しあわせごはん」メソッドを体感してきた方です。村西さんは、出会った頃と今とでは「別人？」と思うほど変わりました。

養成講座が始まった頃は、ワークをしても「あまり変わらない」と愚痴ることが多かったのですが、現在は受講生でありながら後輩をフォローするという役割を見事に果たしています。

インタビューの最後には「以前の私のように、子どもと一緒にいるのが辛くて悩んでいるお母さんたちをサポートしたいです」と、将来の夢を語ってくれました。

「自分の悩みを解決したこのメソッドを多くの人に伝え、広げていきたい」という村西さんが抱いた思いと、私がこのメソッドを作った思いが、ピタリと重なったことが何より嬉しかったです。

さて、本書を読み終えた方ならわかると思いますが、「しあわせごはん」メソッドは、１つの型にはめ込むようなメソッドではなく、自分のからだ、こころにあったものを自分自身で感じ、選ぶためのものです。

時間がなくても、特別な道具がなくても、誰もが日常でできること。どんな世の中になっても、住む場所が変わっても、使い続けることができる普遍的な「食ところ」のメソッドです。

実践して気づいたこと、変化したことをワークノートに記す、本書に掲載したLINEにシェアすることで、小さなしあわせを感じる「しあわせ感度」を高めることにつながります。

また、本書を読んで、実際にワークや食の学びをやってみたい方は、レシピセラピスト®認定講師による講座や個別体験セッションなどもありますので、ぜひ協会のホームページをチェックしてみてください。

本書を出版するにあたり、たくさんの方にお世話になりました。すべては人と人との「ご縁」や「愛」で循環しているのだということを改めて感じています。この場を借りて、感謝の気持ちをお伝えします。

出版に際して私の背中を押してくれたコーチの門島昌美さん。みらいパブリッシングとのご縁をつないでくださった後藤勇人さん、城村典子さん。みらいパブリッシングのとうのあつこさん、笠原美律さん。

出版キャンペーンでお世話になった瀬田崇仁さん。つないでくださったピグマリオン恵美子さん。

一緒に「しあわせごはん」メソッドを広げる活動をしているかけがえのない仲間・レシピセラピスト®協会のメンバー。認定講師でリーダーの甲斐歩実さん、小池あかねさん、小方昌子さん、金野さやかさん、井上佳奈美さん。協会のことを理解し、サポートしてくれる税理士の谷実紀さん、秘書の番場佳子さん、野倉祐子さん。

敬愛する瞑想の師匠エクタさん。

いつもビジネスの指針を示してくださるPLC主宰の田中祐一さん。養成講座0期からお世話になっているプロデューサーの林大地さん。

協会のロゴや本書の表紙を手掛けたイラストレーターのひねもすこさん、プロフィール写真を撮影してくださったカメラマンの森藤ヒサシさん、イメージコーディネーターのオヌキマキさん。PRプロデューサーの砂羽美佳さん。

公私ともに私の支えになっている2つのコミュニティ。応援しあえる仲間たちが集うPLCの起業家仲間たち。ギバーで温かい人たちが集うBNI東京港中央リージョンの方々と大好きなUKAチャプターの仲間。

いつも支えてくださり、本当にありがとうございます。

そして最後に、亡き父。専業主婦として三人兄妹を育ててくれた母。兄、姉。

私がやりたいということすべてに賛同し、仕事に専念する環境を与えてくれる専業主夫の夫と、二人のかけがえのない息子たち。生まれてきてくれて、本当にありがとう。

結婚して子どもを産んでいなければ、食の仕事にも就いていていなかったでしょうし、「しあわせごはん」メソッドも生まれていなかったと思います。

この先、あなたやあなたの子ども、子孫たちが、世界のどんな場所で生活するとしても、どんな時代に生まれても、日々「食べて気持ちいい！」を感じながら、1日に何度も「しあわせ」を体感できたなら、こんなに嬉しいことはありません。


一般社団法人レシピセラピスト®協会代表理事　松井延子

参考文献
『美人のレシピ　マクロビオティック望診法』
山村慎一郎著　中島デコ料理（洋泉社）

『自分の顔を見るのが好きな人は病気になりにくい』
山村慎一郎著（サンマーク出版）

『漢方ビューティー』
監修：薬日本堂 / カガエカンポウブティック（実業之日本社）

『薬膳・漢方の食材帳』
薬日本堂・監修（実業之日本社）

『自然流育児のすすめ』
真弓定夫著（地湧社）

著者プロフィール

松井延子…………まついのぶこ

食とこころのアドバイザー
一般社団法人レシピセラピスト®協会代表理事

神奈川県生まれ。東京都在住。

専業主夫の夫と２人の男児の４人家族。

40歳のとき、夫が会社を退職し、大黒柱になる。

43歳で次男を自然妊娠・自宅出産した経験を持つ。


ライター時代に体調を崩したことをきっかけに食の世界に入る。

2009年、ナチュラル離乳食・幼児食の料理教室をはじめる。

リピーターに支えられ「離乳食＆幼児食コース」だけで、1800組以上の親子をサポート。


食材で作るおうちケア（お手当て）講師や望診法指導士としても活動。

簡単に取り入れられる呼吸法や五感などを使った様々な瞑想を伝え、「食とこころ」の双方から心身をケアするメソッドを確立する。


2021年レシピセラピスト®協会を設立し、オンライン養成講座にて認定講師を養成・輩出。「食とこころ」をベースした「しあわせごはん」メソッドを認定講師たちとともに全国に広げている。

料理講師の時代から月刊雑誌「クーヨン」やＮＨＫ「あさイチ」などのメディアに出演。Kindle本『ママと子どもの自己肯定感がぐんぐん上がるごはん』はKindle総合カテゴリー第１位をはじめ、23のカテゴリーでも１位を獲得している。


料理教室・蓮の実キッチン代表。妊活講師。

調理師。マクロビオティック望診法指導士。

レシピセラピスト協会HP

https://repisera.com

「しあわせごはん」メールマガジン

https://www.reservestock.jp/subscribe/189827

ご登録いただいた方に
未公開ページをプレゼントします。
ワークのシェアもお待ちしています。

WellnessLife
ウェルネスライフ

りんごが教《おし》えてくれたこと

食《た》べて気持《きも》ちいい！「しあわせごはん」メソッド 12のワーク

2024年9月24日 初版第1刷

著　者　　松井延子
発行人　　松崎義行
発　行　　みらいパブリッシング
〒166-0003 東京都杉並区高円寺南4-26-12 福丸ビル6F
TEL 03-5913-8611　FAX 03-5913-8011
https://miraipub.jp　mail:info@miraipub.jp
企画プロデュース　後藤勇人
企画協力　Jディスカヴァー
編　集　笠原美律
ブックデザイン　清水美和
イラスト　ひねもすこ
発　売　星雲社（共同出版社・流通責任出版社）
〒112-0005 東京都文京区水道1-3-30
TEL 03-3868-3275　FAX 03-3868-6588
印刷・製本　株式会社上野印刷所

©Nobuko Matsui 2024 Printed in Japan

ISBN978-4-434-34489-3 C0077